Hành Trình Của Tôi Về Ung Thư Tuyến Tiền Liệt Với Chỉ Số Gleason 8

Từ Tìm Bệnh Đến Lành Bệnh

Trần Văn Thưởng
Professor of Mathematics

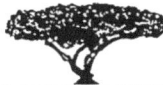

BANYAN · TREE · PRESS

BANYAN TREE PRESS

Hành Trình Của Tôi Về Ung Thư Tuyến Tiền Liệt Với Chỉ Số Gleason 8: Từ Tìm Bệnh Đến Lành Bệnh

ISBN: 978-1-936449-97-2

Design & Layout: Ronda Taylor, www.rondataylor.com

The following articles are Excerpted with permission from *HealthyLivinG* Magazine (HealthyLivinGMagazine.us):

"If you are undergoing chemotherapy or radiotherapy, you need to know about RNA-fragments"

"The Columbia Connection"

"How One Man's Courage is Helping Cancer Patients Across America"

"Golden Leaf Ginkgo Extract for Radiation Protection and Skin Fibrosis"

"Prostabel Reduces Men's PSA Counts" Source: *HealthyLivinG*

"Prostabel – Men's Serious Prostate Health Support" Source: *HealthyLivinG*

"High PSA, Negative Biopsy, Now What?"

The following is reprinted with permission of the publisher:

"A Story Told by an ARVN Soldier: The Need for a Formulation of a Just Cause for the ARVN"

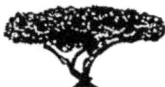

BANYAN · TREE · PRESS

Banyan Tree Press

Tâm Thư Cám Ơn

Thứ nhất, tôi cám ơn Sylvie Beljanski, vị con gái của Tiến sĩ Mirko Beljanski: Bà Sylvie vẫn tiếp tục sản xuất ít nhất hai sản phẩm thảo mộc thiên nhiên – Prostabel và Ginkgo V. Chính hai thứ thuốc nầy đã cứu sống tôi. Ngoài ra, bà Sylvie đã gởi nhiều tài liệu để giúp tôi mở rộng kiến thức về bệnh ung thư tuyến tiền liệt. Nhờ thế tôi đã đánh bại bệnh ung thư. Xin tâm thành cám ơn Tiến sĩ Beljanski và bà luật sư Sylvie.

Thứ hai, tôi cám ơn Bác sĩ MD Dr. Michael Cookson và các đồng nghiệp của ông tại Trung tâm Ung thư Stephen Cancer. Họ đã cố vấn chân thành về tình trạng tuyệt vọng của căn bệnh ung thư trong giai đoạn cuối: già tới 75 tuổi với Chỉ Số 8 Gleason. Họ cố vấn tôi: giải pháp khả thi cho trường hợp tôi là chích thuốc Lupron, có hiệu quả trong ba tháng, tuy nhiên không thể chữa lành vĩnh viễn căn bệnh ung thư của tôi. Tuy nhiên thuốc có thể trì hoãn thời gian sống. Trong thực tế, tôi bị phản ứng xấu từ hôm chích thuốc ngày 22 tháng Một, 2016, nên tôi quyết định từ bỏ chích thuốc lần thứ hai, 22-4-2016. Bác sĩ Cookson đồng ý và áp dụng phương pháp "Chủ động quan sát".

Thứ ba, cám ơn Bác sĩ Jia tại Trung tâm Mercy Clinic Urology, Bác sĩ Osamu Ukimura tại Keck Medicine của USC, và Bác sĩ Daniels tại Mayo Clinic ở Arizona. Họ đều đồng ý với Bác sĩ Cookson về chích thuốc theo phương pháp hormone therapy.

Thứ bốn, cám ơn Bác sĩ thiên nhiên, Natural Doctor Larry McDade, đã duyệt xem một số thuốc phụ và cách ăn uống của tôi.

Thứ năm, tôi tâm thành cám ơn Bác sĩ gia đình Mudassir Nawaz, đã lo lắng quan tâm về PSA của tôi quá cao và cố vấn tôi phải lấy hẹn với một bác sĩ urologist.

Thứ sáu, trong khi đi tìm một nhà xuất bản nổi tiếng, tôi thật may mắn được gặp hai vị chủ bút, Dr. Patricia Ross và Mr. George Gluchowski. Xin cám ơn Thượng Đế cho tôi gặp và học hỏi từ hai vị nầy. Tư cách đối xử không những làm tôi cảm động, nhưng còn khuyến khích tôi tiếp tục học hỏi về phương diện xuất bản sách.

Thứ bảy, xin cám ơn hai bạn trung kiên của tôi, Anh Trần Trung Ginh và Anh Nguyễn Văn Tín. Chính Anh Ginh đã bỏ rất nhiều thì giờ giúp tôi chỉnh sửa lại các lỗi Typing trong bản thảo sách này trước khi gởi cho nhà xuất bản mặc dù anh rất bận rộn phải làm việc 6 ngày một tuần trong mùa Lễ Giáng Sinh 2016.

Cuối cùng, tôi không thể quên người bạn từ kiếp trước, đã giúp đỡ tôi uống thuốc và nhiều việc khác vì tôi quá già. Ngoài ra, tôi không thể quên cám ơn người con trai quý hoá Scott Van Thuong. Chính Scott đã tốn rất nhiều thì giờ để giúp tôi hoàn tất cuốn sách nầy về phương diện kỹ thuật, mặc dù Scott rất bận rộn viết bài nghiên cứu toán học đăng báo, như là nhiệm vụ hàng năm của một giáo sư đại học.

Mục Lục

Từ Chối Mọi Trách Nhiệm

Tác giả, Trần Văn Thưởng, và/hoặc nhà Xuất bản dưới bất cứ trường hợp nào có thể bảo đảm mọi tin tức do tác giả góp nhặt trên Google là tuyệt đối đúng sự thật.

Tác giả và/hay nhà xuất bản không phải là kẻ chuyên nghiệp về lãnh vực thuốc trị bệnh. Tác giả chỉ viết từ viễn ảnh của một người lính quân lực Việt Nam Cộng Hoà, trải qua gần 10 năm trong rừng sâu, chiến đấu bên cạnh Quân lực Hoa Kỳ, hoặc với ai tôi đã chia xẻ mối nguy hại của thuốc khai quang.

Tác giả khẳng định rằng mọi tin tức trong sách nầy không phải trong lãnh vực cố vấn chính thức cho các độc giả và bệnh nhân ung thư. Độc giả và các bệnh nhân phải tham khảo cố vấn với các vị bác sĩ trong lãnh vực ung thư chuyên môn và với các vị đang hành nghề chuyên nghiệp ở lãnh vực cố vấn về sức khoẻ. Kết quả từ phòng thí nghiệm về PSA chỉ có giá trị tương đối tại một thời điểm nào đó mà thôi.

Tác giả, hay/và nhà xuất bản không chịu trách nhiệm về các lời tham khảo và/hay các nội dung bình luận, và/hay các phát biểu từ các tổ chức, và/hay các sản phẩm, và/hay tất cả vấn đề liên hệ đến nội dung thiếu chuyên môn trong sách nầy.

Khai Đề

Tôi phải viết tập sách này vì nhiều lý do. Thứ nhất, tôi mong muốn chia xẻ hành trình trận chiến cam go của tôi với bệnh ung thư tuyến tiền liệt cùng độc giả. Cam go vì căn bệnh quá trầm trọng giai đoạn cuối cùng chờ chết - Chỉ Số 8/10 Gleason. Thứ hai, tôi muốn tỏ lòng kính trọng và thông hiểu nỗi đau đớn thể chất cùng tinh thần vì bệnh hoạn của quý vị đồng bệnh. Thứ ba, tôi viết sách vì lý vì tình nhân loại, với hy vọng rằng các bệnh nhân như tôi sẽ cùng nhau đứng dậy và đánh bại cơn bệnh ác quỉ nầy. Thứ tư, tôi tự cảm thấy có trách nhiệm phải viết bài tường trình những sự kiện mới tôi đã học hỏi với cả thế giới khoa học. Đó là trách nhiệm của tôi, một nhà giáo chuyên nghiệp trên hai mươi năm tại một số trường Đại học Hoa Kỳ.

Là người lính chuyên nghiệp của Quân lực Việt Nam Cộng Hoà từ thập niên 60' đến thập niên 70'. Cuối đời binh nghiệp với cấp bậc Trung tá thực thụ khoảng ba năm. Trong thực tế chúng tôi không có nhiệm vụ ngắn hay dài hạn như các bạn đồng minh. Chúng tôi trên 10 năm chỉ nằm và chiến đấu.

Chính tôi và cả đơn vị đều thấm độc chất khai quang cũng như chất phóng xạ trên chiến trường. Cám ơn Thượng đế ban phước lành cho tôi được còn sống sót, chế ngự cơn bệnh đau tim. Tôi đã và đang cầu nguyện Ơn trên ban cho nghị lực để chiến thắng bệnh ung thư ác độc nầy.

Tôi đã chứng kiến hay nghe tin các chiến sĩ của tôi và các bạn đồng minh đã mang bệnh vì chất độc thuốc khai quang. Oái ăm thay họ là những chiến sĩ dũng cảm, đã từng chế ngự không biết bao nhiêu chiến trường khốc liệt, nhưng đành phải chết vì cơn bệnh ung thư. Chính năm 2013, Trung tâm

ix

Porland VA Medical Center and Oregon Health and Science University dẫn chứng rằng, các chiến binh đã tiếp xúc thuốc khai quang sẽ có độ khả tín rất cao bị bệnh ung thư tuyến tiền liệt không sớm thì muộn.
(http://www.publichealth.va.gov/exposures/agentorange/conditions/prostate_cancer.asp)

Cùng các bạn chiến hữu thân mến,

Tôi viết sách nầy cho các bạn và tôi mong muốn chúng ta hãy cùng nhau đứng dậy, với sự cố vấn của các bác sĩ chuyên môn về bệnh ung thư -Urologist, oncologist, pathalogist, các tiệm thuốc Tây, cố vấn của các Bác sĩ chuyên khoa về sức khoẻ như ẩm thực, hay các công ty bán thảo dược, những khám phá kỹ thuật mới, nhiều sách vở được viết bởi các bệnh nhân hay các bác sĩ chuyên môn. Hiện nay, chúng ta có nhiều tài nguyên và nguồn tin để đánh bại căn bệnh ung thư tuyến tiền liệt ác độc này.

1

Hành Trình Từ Đời Quân Ngũ ở Việt Nam và Hoa Kỳ

Vừa tốt nghiệp Khoá 17 thuộc Trường Võ Bị Quốc Gia Việt Nam năm 1963, tôi tình nguyện về Binh chủng Bộ binh, chiến đấu quanh năm suốt tháng trong rừng sâu để lâm chiến tại Chiến khu Đ, và Khu Tam Giác Sắt cũng như tham gia các trận chiến trong Chiến dịch Hành quân tại Cam-Bốt. Năm 2004 tôi viết hồi ký về trận đánh Snoul tại Cam-Bốt, tường trình các kinh nghiệm trận đánh lịch sử nầy với tư cách là Tiểu đoàn trưởng Tiểu đoàn số 1 của Trung đoàn 8, Sư Đoàn 5 Bộ binh. Chủ đích thứ nhất của hồi ký là vinh danh tất cả chiến sĩ đã cùng nhau lâm chiến. Thứ hai là để yêu cầu quân sử Việt Nam không thể bỏ quên việc vinh danh rất nhiều vị anh hùng của trận đánh hào hùng nầy. Họ đã xung trận theo đúng chiến thuật và chiến lược của một cuộc lui binh.

http://www.vietnamdaily.com/?c=article&p=48808
http://nguyentin.tripod.com/thuong_snoul.htm
http://nhatbaovanhoa.com/a1780/tran-van-thuong-tran-danh-snoul-vanhung-hau-qua
http://www.generalhieu.com/snoulthuong-2.htm
http://www.patriotfiles.com/archive/generalhieu/chinhnghia_arvn-2.htm

Tháng sáu năm 1974, chúng tôi, Đại tá Nguyễn Văn Hạo, Đại tá Nguyễn Văn Lại, Trung tá Phan Trọng Sinh và tôi, được Hoa Kỳ mời tham dự khoá học Chỉ Huy và Tham Mưu cao cấp tại Trường Đại học quân sự Fort Leavenworth, Kansas trong vòng một năm. Xin cám ơn Thượng Đế đã ban cho dịp may! Tôi được truyền dạy môn học khó khăn, khó nuốt. Đó là môn học "Chiến thuật và chiến lược" cao cấp, cấp Sư đoàn, Quân đoàn và cấp lãnh đạo Quốc gia. Khoá học 74-75 đã sản xuất một số cấp Tướng nổi tiếng như Đại tướng bốn sao Wesley Clark. Rất nhiều khoá sinh đã đảm trách nhiều chức vụ quan trọng tại chiến trận cũng như chức vụ tham mưu hay tại National Security Agency,...Tháng 6 năm 1975, tôi may mắn trở thành kẻ di cư tại Hoa Kỳ. Thế là bỏ quên đời binh nghiệp với nhiều huy chương của Quân lực Việt Nam Cộng Hoà và Hoa Kỳ.

(http://www.vietnamwarhonors.com/index.php?page=directory&rec=13693)

Người đỡ đầu tôi là ông chủ của một ngân hàng lớn, đã tự lái xe đón tôi tại trường Fort Leavenworth đến ngân hàng. Ông cho tôi ở trong một khu nhà của ông, miễn phí, để được ngân hàng đào luyện tôi thành người điều hành một chi nhánh của ngân hàng chính. Dĩ nhiên tôi thầm cám ơn lòng nhân đạo của Ông đỡ đầu (hiện đang còn sống) đã ban cho một dịp an toàn và thoải mái. Tuy nhiên tôi cảm thấy buồn chán, vì không có dịp đương đầu với những thách thức như đời binh nghiệp. Tôi quyết định ghi danh theo học lớp đêm ban Toán học tại Đại học Washburn, và tiếp tục làm việc ban ngày tại một chi nhánh của ngân hàng. Thử thách nhờ học toán, Các giáo sư lại đề nghị tôi với nhiều học bổng để đủ sống. Nhờ thế tôi quyết định giã từ ông bảo trợ tôi. Nhờ sự khuyến khích của các giáo sư, tôi ghi danh thi để tăng cường thêm nhiều tín chỉ. Kết quả là tôi được đỗ sớm 'Cử nhân toán' với 'Department of honor' và cumlaude vào mùa hè 1977.

Tôi giã từ Đại học Washburn để lấy bằng Cao học và Tiến sĩ toán trừu tượng. Tôi bắt đầu được ban học bổng Assistantship năm 1978. Giáo sư đoàn lo lắng về khả năng Anh ngữ, nhất là phát âm khó nghe của tôi, nên họ cho tôi trình diễn dạy học trong vòng 50 phút. Họ ngạc nhiên thấy rõ khả năng lãnh đạo của tôi trong lớp cũng như thái độ tự tin của tôi, họ đồng thanh quyết định rằng tôi được miễn làm 'phụ tá', nhưng phải dạy như một giáo sư hai lớp mỗi Semester. Thật là khó khăn dạy toán bằng tiếng Anh khi ngôn ngữ này không phải tiếng mẹ đẻ của mình. Tuy thế tôi được chọn là một trong hai người có giải thưởng cuối năm. Chính nhờ tài lãnh đạo trong quân ngũ, nên sinh viên thích học với tôi và cho tôi điểm tốt. Xin cám ơn giáo sư Paul Conrad đã đào luyện môn Đại số "lattice theory" đến giai đoạn khảo cứu để viết luận án Tiến sĩ. Tuy nhiên, môn đại số không làm tôi thích thú. Tôi đâm ra mê say môn học trừu tượng khó nuốt "Geometric Topology."

Tiếc thay trường chỉ có môn "Point-Set Topology," nên tôi đã nhờ giáo sư Conrad viết thư giới thiệu với Đại học Utah. Tôi được học bổng "Fellowship" trong vòng năm năm để hoàn tất luận án Tiến sĩ về môn học "Geometric Topology."

Năm 1986, tôi tốt nghiệp "Tiến sĩ Toán Geometric Topology."

Dĩ nhiên rất khó kiếm việc với văn bằng tiến sĩ toán trừu tượng, nhưng tôi vẫn may mắn được có việc làm tức khắc với chức vụ "Assistant tenured professor" tại nhiều trường, như University of Minesota-Duluth và Missouri Southern State University. Hiện nay, tôi đã về hưu năm 2009.

2

Hành Trình Tự Đứng Ra Truy Tố Kẻ Vi Phạm Luật Nhân Quyền Và Hậu Quả Cho Sức Khoẻ

Sức khoẻ tôi vẫn rất tốt cho đến năm 2004 khi tôi ở tuổi 64. Chính năm đó tôi bị bệnh rất cao máu, và tim đập bất bình thường; có khi nhịp tim đập đến 160 và 180 trong một phút. Bệnh nầy rất nguy hiểm có thể gây tử vong nếu không chữa trị. Chính ông Tổng Thống Cha George H.W. Bush và Ông Dick Cheney đã bị bệnh nầy và được cứu sống đến ngày nay vì mang máy trợ tim cho nhịp đập điều hoà. Lý do nào làm tôi bị bệnh nguy hiểm nầy?

Năm 2001, tôi là kẻ tự đứng ra làm người truy tố luật nhân quyền, kỳ thị chủng tộc đối với đứa con trai của tôi đang học tại 'Middle School. Chủ đích của tôi là truy tố Tập đoàn giáo dục một khu học vụ nơi con tôi học, gồm có từ 'Superintendent' của Khu học vụ , đến Hiệu trưởng và Phụ tá Hiệu trưởng. Không may là vị luật sư phe tôi chỉ muốn Khu học vụ phải bồi thường bằng tiền. Vì vậy bị can đề nghị bãi kiện bằng việc bồi thường một số tiền cho con trai tôi. Chúng tôi từ chối vì chúng tôi chỉ muốn pháp lý: Chúng tôi mong muốn các bị can chịu trách nhiệm trước pháp lý bằng cách thuyên chuyển các bị can hay hạ chức mà thôi.

Luật sư bên tôi bất đồng với lập trường của chúng tôi trên hơn một năm, nên buộc lòng tôi phải đứng ra làm *pro-se* truy tố tập đoàn giáo dục. Tôi mù tịt luật nhân quyền và kỳ thị, nên phải tự học ban đêm từ một giờ sáng mỗi ngày để tự học và đối chất với Tổ hợp luật sư bị can, một tổ hợp luật sư rất giỏi, nên tôi phải đối chất qua lại để khỏi bị bãi nại do họ đề nghị với ông Chánh án. Trong suốt ba năm dằng co truy tố tôi phải tiếp tục dạy học và viết bài nghiên cứu toán học đúng như nhiệm vụ của một giáo sư.

Cuối cùng việc truy tố không tranh chấp trước toà án, nhưng con tôi và tôi được thoả nguyện với mong ước. Kẻ bị can chỉ bị thuyên chuyển hay chỉ giáng cấp. Vì vậy họ vẫn có việc làm để nuôi sống vợ con họ. Tôi tin rằng đối xử với nhau trong trong tình thân ái là thượng sách; cám ơn các bị can và Tổ hợp luật sư đầy nhân ái. Trước năm 1974, tôi luôn luôn thương yêu những quân sĩ, dân chúng và tù binh. Nhờ vậy, dân chúng và tù binh thường cung cấp những tin tức quý báu cho tình báo trận liệt. Nhờ vậy tôi được sống sót cho đến ngày nay.

Mặc dù thành công vụ kiện cho cả hai phe, nhưng bất hạnh thay, trước nhiều áp lực gần ba năm về vụ kiện nầy, tôi bị bệnh tim trầm trọng, phải nhập viện khoảng 10 lần trong một tháng để chữa trị! Quý vị chỉ cần đọc 5 trang dưới đây cũng thừa hiểu bệnh trạng của tôi gồm trên 150 trang giấy.

Năm 2004, một vài bác sĩ tim đề nghị tôi mang máy trợ tim như Tổng Thống George H.W. Bush hay Phó Tổng Thống Dick Cheney, nhưng tôi từ chối. Tôi cũng từ chối thuốc cao máu vì tôi bị biến chứng tai hại của thuốc Tây. Các bác sĩ thông cảm tình trạng bất bình thường của cơ thể tôi, tuy nhiên họ ngạc nhiên vì tôi đã tự chữa bệnh cao máu và tim đập bất thường từ cuối năm 2004 cho đến ngày nay. Chính tôi đã thay đổi ẩm thực, tập thiền và đi bộ nhanh hằng ngày đồng thời uống dược phẩm cao máu của Ấn Độ.

Tuy nhiên năm 2004, tôi bị bệnh 'benign prostate hyperplacia (BPH), làm tôi phải đi tiểu nhiều lần. Phải chăng đây là giai đoạn mở đường cho bệnh ung thư tuyến tiền liệt sau nầy?

BPH:

http://www.urologyhealth.org/urologic-conditions/benign-prostatic-hyperplasia-%28bph%29

Prostatitis:

http://www.mayoclinic.org/diseasesconditions.prostatitics/basics/definition/con-20020916

.

Khổ thân nhiều năm vì bệnh trạng khi biến, khi trở lại. Cuối cùng năm 2009, kinh nghiệm tự chữa bệnh cao máu và tim đập, tôi dùng dược thảo Ayurstate để chấm dứt căn bệnh prostatitis. Tuy nhiên đến lúc ấy tôi vẫn chưa khắc phục được bệnh tiểu đêm. Ngày nay bệnh ung thư tuyến tiền liệt là bãi chiến trường khó khắc phục nhất. Vì vậy phần còn lại chính là chủ tâm đi tìm chiến lược khắc phục cơn bệnh khó trị nầy. Chính chương số 10 có thể đem đến một sự ngạc nhiên cho Quý chiến hữu và Quý độc giả về hiệu quả của phương pháp điều trị được nêu.

Nhìn lại quá khứ từ 1963 đến ngày nay, tôi đã tìm ra nguyên nhân dẫn đến bệnh ung thư tuyến tiền liệt của tôi. Từ 1963 đến 1972, tôi chiến đấu trong rừng sâu chống Cộng Sản Việt Nam. Vì vậy, tôi bị nhiễm độc thuốc khai quang 24 giờ mỗi ngày. Chất độc khai quang nầy do Hoa Kỳ sử dụng cho chiến tranh để làm nhiễm độc các chỗ trú ẩn cũng như đường tiếp tế của địch, nhưng đồng thời nó còn hủy diệt mùa màng và đe dọa cả sinh mạng của dân lành. Gần 20 triệu gallons đã được thả xuống khắp Việt Nam trong chiến tranh. Ngay cả các chiến hữu Hoa Kỳ và Đồng minh có thể nhiễm độc từ vài tháng đến vài năm. Họ xứng đáng được Chính phủ Hoa Kỳ giúp đỡ.

Mời xem:

http://www.publichealth.va.gov/PUBLICHEALTH/exposures/agentorange/benefits/index.asp

Chính phủ Hoa Kỳ tuyên bố rằng chất thuốc khai quang "Agent Orange" có liên hệ đến nhiều loại ung thư như lymphoma, soft tissue sarcoma, ung thư phổi và ung thư tuyến tiền liệt. Ngoài ra lại còn liên hệ đến đến việc sinh đẻ trẻ con bệnh tật nếu mẹ bị nhiễm độc thuốc này. Mời xem Cơ quan ung thư của Hoa Kỳ cung cấp nhiều chi tiết về sự tai hại của chất khai quang:

http://www.cancer.org/cancer/cancercauses/othercarcinogens/intheworkplace/agent-orange-and-cancer

Trong trường hợp này, bệnh đau tim và ung thư tuyến tiền liệt là ảnh hưởng của chất khai quang có liên hệ trực tiếp đến sức khoẻ của tôi. Câu hỏi: Có bao nhiêu người trong khoảng 2.6 triệu cựu quân nhân Hoa Kỳ đã và tiếp tục bị bệnh vì Agent Orange? Và có bao nhiêu cựu quân nhân Việt Nam Cộng Hoà ở quốc ngoại và quốc nội đã và đang hay sẽ bị bệnh do Agent Orange gây ra. Trong quá khứ, các cựu quân nhân Hoa Kỳ đã thưa kiện các công ty sản xuất chất thuốc độc hại nầy, nhưng bị thua kiện.

http://www.veteranshealth.org/Vietnam/AO.html

http://www.vietnow.com/va-claims-agent-orange/

http://www.agentorangerecord.com/information/the_quest_for_additional_relief/

Để có nhiều kiến thức chiều sâu, mời đọc thêm:

https://en.wikipedia.org/wiki/Agent_Orange

Về trường hợp tôi, bệnh đau tim cao máu và ung thư tuyến tiền liệt chỉ số 8 Gleason là bằng chứng thực tế việc Agent Orange ảnh hưởng đến sức khoẻ con người. Hơn nữa, còn có thêm hàng ngàn các chiến hữu Hoa Kỳ và Việt Nam bị các chứng ung thư khác ngày nay. Có lẽ chúng ta cần một luật sư giỏi để chiến thắng một vụ kiện mới.

Mong thay!

FREEMAN HEALTH SYSTEM

NAME: THUONG,TRAN V   CHART #:   ADMITTED: 03/12/04

DOCTOR: Nicholas,W John MD   DISCHARGED:
===

DIAGNOSIS: 1) Atrial flutter with a rapid ventricular response. This appears
                 to be new onset atrial flutter.
              2) Newly recognized hypertension this week.

DISCHARGE MEDICATIONS: Cardizem CD 240 q d, Dyazide 1 q d.

FOLLOW UP: The patient will follow-up in the next two to three days with Dr.
Dougherty and myself.   ,

CLINICAL RESUME AND HOSPITAL COURSE: Tran Thuong is a 63 year old Vietnamese
gentleman who was admitted through the Emergency Room early this morning with
hypertension and palpitations. Earlier this week he had been diagnosed with new
onset hypertension. He was begun initially on Clonidine and subsequently on
Zestril. With both medications he believes that he had severe reactions. He has
been insomnic for the past three days. He attributes this to the medications. He
had a normal stress echocardiogram with good exercise tolerance.

The patient insisted that he has always been in good health and he feels something
is very wrong of recent. He is taking a bee pollen/honey which he purchases at
Suzanne's. It is called Royal Jelly. He has taken this extensively in the past
but apparently last week when he took it he developed some reactions which he
believes began a cascade of problems, particularly this high blood pressure. He
has had some headaches and had a negative CT scan last week.

ALLERGIES: None known.

MEDICATIONS: None until recently and only recently the patient has been on the
Zestril and Clonidine.

PAST MEDICAL HISTORY: Noncontributory.

PAST SURGICAL HISTORY: None.

SOCIAL HISTORY: The patient is a math professor at MSSU. He does not smoke or
drink.

FAMILY HISTORY: Negative for early coronary artery disease.

REVIEW OF SYSTEMS: The patient has a very active lifestyle. He has not had
paroxysmal nocturnal dyspnea, orthopnea, syncope or predictable exertional chest
discomfort. Other review of systems are noncontributory.

FINAL DIAGNOSIS: 1) ATRIAL FLUTTER WHICH RESOLVED ON A CARDIZEM DRIP EARLY THIS
                       MORNING.
                    2) NEWLY DIAGNOSED HYPERTENSION.

===
                  HISTORY & PHYSICAL AND DISCHARGE SUMMARY
PRINTED   03/12/04
          0959

3

Giai Đoạn Sơ Khởi
Hành Trình Mang Bệnh
Ung Thư Tuyến Tiền Liệt

Từ năm 2000 đến 2014, tôi đã loại bỏ bệnh rất khó đi tiểu và rất đau khi phải rặn lúc tiểu tiện (bệnh prostatitis). Khi thử máu để biết tình trạng tuyến tiền liệt, PSA của tôi luôn luôn dưới 4.0 ng/mL. Ngoài ra tôi thấy khoẻ mạnh, không bao giờ cảm thấy đau nhức cơ thể hay bộ phận sinh dục, nên tôi quá tự tin vào sức khoẻ của mình, và đã bỏ quên thử máu PSA hàng năm. Rồi tháng 10 năm 2015, tôi thấy một ít biến chuyển trong cơ thể, cùng với trực giác thúc dục tôi phải đi thử máu gấp. Lúc ấy tôi chỉ đi tiểu đêm vài lần nên ngủ ngon. Ngạc nhiên thay, PSA của tôi nhảy vọt đến 15.9 ng/mL. Vị bác sĩ gia đình, Mudassir Nawaz khuyên tôi cần phải lấy hẹn với bác sĩ chuyên môn về bệnh tuyến tiền liệt. Thấy tôi ngần ngại, ông hỏi thăm những người thân thuộc như vợ con hay bà con để khuyên tôi phải nghe theo lời đề nghị của ông. Cuối cùng tôi chấp nhận lấy hẹn với ông bác sĩ chuyên về tuyến tiền liệt, Bác sĩ Edward Dakil.

Nhìn qua hồ sơ sức khoẻ của tôi, ông đề nghị giải pháp mổ để cắt 14 lát tuyến tiền liệt khám nghiệm. Nhờ nghiên cứu biến chứng tai hại khi phải hấp tấp mổ trước khi tham khảo với nhiều bác sĩ chuyên nghiệp khác về bệnh ung thư tuyến tiền liệt, tôi thấy không thể vội vàng để tuân thủ chỉ một người mà thôi. Tôi chọn phương pháp an toàn không xâm phạm cơ thể. Đó là phương pháp không có phóng xạ, MRI (magnetic resonance imaging). MRI có thể khám phá ung thư hai bên xương háng và nhiều chỗ ung thư ngoài hai xương háng. Tôi quyết định giải pháp MRI với Dr. Guatam Dehadrai. Ngày 26 tháng mười năm 2015, bác sĩ Dehadrai báo cáo: 2.8 cm lesion (vết thương nghi vấn về bệnh ung thư tuyến tiền liệt) ở cả hai bên xương háng, phía bên trái nặng hơn bên phải. Ngoài ra, có nhiều nghi ngờ bệnh ung thư đã mở rộng ra ngoài hai xương háng.

Căn cứ vào nghiên cứu trên Google, tôi thấy máy MRI tại chỗ tôi thử nghiệm thiếu nhiều kỹ thuật tân tiến, nên độ chính xác không đạt được 100%. Ngoài ra tôi thấy sức khoẻ mình lúc bấy giờ vẫn bình thường, tôi quyết định cần tham khảo ý kiến thứ hai với nhiều bác sĩ tuyến tiền liệt nổi tiếng tại Hoa Kỳ.

MOORE MEDICAL CENTER

HEALTHPLEX MEDICAL CENTER
DX REPORT
MRI PELVIS W/O CONTRAST

NORMAN REGIONAL HOSPITAL

Patient Name:	THUONG,TRAN V	Unit #:		Acct #:
DOB:		Age: 75		Sex: M
Ordering MD:	S Edward Dakil, MD	Order #: 1026-0020		Order Date: 10/26/15
Room:		Location: HRAD		Report #:1026-0466
Procedure Dt/Time:	10/26/15 1334		Accession#	

Signed

Clinical history: Prostate enlargement.

Comparison: None.

Findings: Diffuse enlargement prostate producing stenosis and leftward deviation of urethra and mass effect on bladder base. Approximately 2.8 cm peripheral lesion demonstrating restricted diffusion with T1 low and T2 high signal within left posterolateral aspect of prostate gland, highly suspicious for neoplasm. Lesion appears to remain superior to the urogenital diaphragm. Urinary bladder normal in size. Ill-defined bone marrow T1 low signal and T2 high signal within right superior pubic ramus, demonstrating restricted diffusion, highly suspicious for a neoplastic process such as metastatic disease. No gross pelvic adenopathy. No free fluid within pelvis.

Impression: Focus of restricted diffusion left posterolateral peripheral aspect of prostate gland, highly suspicious for neoplasm. Abnormal bone marrow signal within right superior pubic ramus, suspicious for metastatic disease. Diffuse enlargement prostate.

CC: Dakil,S Edward, MD
Nawaz,Mudassir, MD

Transcribed By: Gautam Dehadrai
Transcribed Time: 10/26/15 1427

Dictated by: Dehadrai,Gautam, MD
Dictated Date/Time: 10/26/15 1427

Signed by: Dehadrai,Gautam, MD
Signed by Date/Time: 10/26/15 1507
Co Signed by:
Co Signed by Time:
Co Signed Date:

13

4

Đi Tìm Ý Kiến Thứ Hai Về Biopsy Tuyến Tiền Liệt Và Hệ Lụy

Trước tiên, tôi tham khảo với Bác sĩ Michael Cookson, Trưởng khoa và giáo sư dạy môn Urology tại Trường thuốc University of Oklahoma về bản lượng giá của Bác sĩ Dehadrai tại hai bên háng của tôi. Bác sĩ Cookson đề nghị giải pháp biopsy. Thứ hai, tháng 11 ngày 17, tôi đến Los Angeles để gặp Bác sĩ Osamu Ukimura tại trường thuốc Southern California. Sau khi xem đủ các tài liệu như phim của MRI từ Deharai, bác sĩ đề nghị giải pháp biopsy tức tốc.

Vài ngày sau, tôi xuống Dallas để tham khảo với Bác sĩ Claus Roehrburn tại UT Southwesten Medical Center. Bác sĩ đề nghị cắt bỏ tuyến tiền liệt. Sợ rằng phản ứng bất lợi có thể làm tôi phải đeo máy giúp đi tiểu suốt đời, và ngoài ra với tuổi già 75, tôi có thể chịu được giải pháp xâm phạm cơ thể hay không, nên tôi phải rất thận trọng.

Nhờ tham khảo ý kiến thứ hai với nhiều bác sĩ, tôi quyết định giải pháp biopsy. Ngày 17-12-2015, Bác sĩ Gregory Jia đã làm biosy cho tôi tại Mercy Hospital, Oklahoma. Lý do tôi chọn Bác sĩ Gregory Jia vì tôi thấy Ông dễ chịu và lại còn có máy tối tân ultrasound để trợ giúp thủ tục biopsy. Tôi bị chụp thuốc ngủ nên chẳng hay biết trong khi họ làm biopsy. Tuy nhiên sau khi thức tỉnh, tôi bị mữa suốt cả buổi chiều hôm đó.

Sau hai ngày, vào 19-12-2015, tôi thấy máu me đầy quần khi tôi thức dậy đi tiểu tiện. Tôi được bác sĩ cho biết có thể có máu trong nước tiểu, nhưng tại sao lại chảy máu khi không đi tiểu. Tôi quyết định vào phòng chữa trị cấp cứu (emergency room) vì máu chảy quá nhiều làm tôi chóng mặt. Có thể khó chận máu chảy, nhưng nhờ thử máu, được biết tôi vẫn nhiều máu để sống, nên tôi xin xuất viện gấp. Ngày hôm sau, tôi phải trở lại emergency room vì máu chảy khá nhiều trong phân. Các bác sĩ không tìm thấy nhiều máu ở phân bằng cách sử dụng ultrasound. Cám ơn kỹ thuật tân tiến tại Hoa Kỳ. Vài ngày sau, không còn hiện tượng chảy máu nữa.

Ngày 23-12-2015, tôi trở lại Mercy Hospital để nhận kết quả biopsy từ Bác sĩ Jia. Một trong 6 khu vực của biopsy không có ung thư, chỉ là tuyến tiền liệt hơi lớn, một có chỉ số 7 Gleason score, và tất cả bốn chỗ còn lại có chỉ số 8 Gleason Score. The Gleason Score là chỉ số từ số 2 đến số 10, Chỉ số càng cao càng nguy hại cho sự sống còn của bệnh nhân. Bác sĩ Jia đề nghị chụp phổi bằng tia phóng xạ và Scan Xương. Vì tôi đã bị hấp thụ trong mình nhiều tia phóng xạ trong chiến trận nên tôi không chấp nhận giải pháp tia phóng xạ cho phổi và xương. Tôi tự hỏi: "Tại sao tôi lại tăng thêm độ nguy hiểm bị thêm bệnh ung thư khác trong tương lai?"

Tuy nhiên các bác sĩ cố thuyết phục tôi, tia phóng xạ của bone scan hơi nhỏ, khó gây thêm một ung thư thứ hai, nên tôi chọn bone scan at OU Medical Center mà thôi -không X-ray phổi. Bone scan lượng giá, nghi vấn trong xương.

Authorization of Releasing my Bone Scan

My name is Tran Van Thuong,   , and I authorize Dr. Michael S. Cookson, to release the record of Radiology OU Department Reports (NM Bone/Image whole Body which consist of a written report and a CD of the image) to:

Mayo Clinic
Please, fax to:
Debbie Thoumsin
Radiation Oncology
Fax # : 480-342-3972
Phone: 480-342-1262
Address: Radiation Oncology
5777 E Mayo Blvd, Phoenix, AZ 85054

Tran Van Thuong

Jan 7, 2016

Results   PATHOLOGY (Order 165342658)

Collection Information

Collected	12/17/2015 9:18 AM
Collected	12/17/2015 9:18 AM
Collected	12/17/2015 9:18 AM
Collected	12/17/2015 9:18 AM
Collected	12/17/2015 9:18 AM
Collected	12/17/2015 9:18 AM

Specimen Type   Specimen Source
Tissue [117]   Prostate [432]

Case Report

CASE REPORT

Surgical Pathology Report   Case: OS15-17526

Authorizing Provider: Jia, Gregory Y, MD   Collected:
12/17/2015 09:18 AM
Ordering Location: Mercy Outpatient   Received:
 12/17/2015 10:26 AM
                       Diagnostics Oklahoma City

Pathologist: Powers, Michelle, MD

Specimens: A) - Prostate, right base

              B) - Prostate, right mid
right mid
              C) - Prostate, right apex

              D) - Prostate, left base

              E) - Prostate, left mid

              F) - Prostate, left apex

FINAL DIAGNOSIS
A. PROSTATE, RIGHT BASE (NEEDLE BIOPSY):
-- BENIGN PROSTATIC TISSUE.

B. PROSTATE, RIGHT MID (NEEDLE BIOPSY):
-- ADENOCARCINOMA, GLEASON GRADE 4 + 4 = SCORE OF 8.
-- TUMOR PRESENT IN ONE OF TWO CORES, MEASURING 1 MM IN TOTAL LENGTH,
   COMPRISING APPROXIMATELY 3% OF THE TOTAL PROSTATIC TISSUE.

C. PROSTATE, RIGHT APEX (NEEDLE BIOPSY):
-- ADENOCARCINOMA, GLEASON GRADE 4 + 4 = SCORE OF 8.
-- TUMOR PRESENT IN ONE OF TWO CORES, MEASURING 2 MM IN TOTAL LENGTH,
   COMPRISING APPROXIMATELY 10% OF THE TOTAL PROSTATIC TISSUE.

D. PROSTATE, LEFT BASE (NEEDLE BIOPSY):
-- ADENOCARCINOMA, GLEASON GRADE 3 + 4 = SCORE OF 7.
-- TUMOR PRESENT IN TWO OF THREE CORES, MEASURING 2 MM IN TOTAL LENGTH,
   COMPRISING APPROXIMATELY 9% OF THE TOTAL PROSTATIC TISSUE.

17

5

Quyết Định Chiến lược Chọn Lựa Giải Pháp Chửa Trị

Nhận được bản đánh giá kết quả thử xương, tôi tiếp xúc với Bác sĩ Cookson và hai đồng nghiệp của Ông tại OU cancer Center. Tất cả ba vị đồng thanh đề nghị chích thuốc Lupron mỗi lần ba tháng. Bác sĩ Jia cũng đề nghị với tôi như thế. Nhưng tôi cảm thấy cần tham khảo thêm với Mayo Clinic tại Phoenix, Arizona. Ngày 20-1-2016 tôi gặp bác sĩ đại diện Mayo Clinic, Bác sĩ Thomas Daniels. Kết quả là vị bác sĩ tài ba nầy cũng đề nghị như các bác sĩ tại Thành phố Oklahoma. Ngoài ra, tất cả các bác sĩ đồng thanh kết luận rằng tôi bị bệnh ung thư trầm trọng đã đến tận xương. Vì vậy chỉ còn phương cách tiêm thuốc Lupron để cứu sống tôi càng lâu càng tốt.

Chính vì vậy, buộc lòng tôi phải tự cứu mình, bằng cách nghiên cứu thêm trên Internet. Tôi điều tra và nghiên cứu xem loại thuốc nào chưa được chính phủ Hoa Kỳ chính thức chấp nhận, nhưng có khả năng giảm thiểu ứng kích oxýt hóa (oxidative stress) và những chất gây ra viêm cho cơ thể, có hại cho người bệnh ung thư. (Xin xem Chương số 7). Tôi khẳng định và tuyên bố không chịu trách nhiệm pháp lý về các phản ứng có thể giết các bệnh nhân quá ngây thơ tin tưởng vào các quảng cáo của người hay công ty bán thuốc vì những tin tức góp nhặt của tôi không phải là nguồn tin tức đáng tin cậy, khác biệt với các tin tức từ các nhà chuyên môn về thuốc. Kính xin quý độc giả và bệnh nhân phải tham khảo với các bác sĩ có bằng cấp hợp pháp hành nghề để nghe những cố vấn của họ. Tôi khẳng định các cuộc thử nghiệm của tôi chỉ có giá trị đối với tôi tại một thời điểm nào đó mà thôi.

Dưới đây là những gì tôi thấy trên Internet. Xin khẳng định, tôi không hành nghề quảng cáo cho bất kể cá nhân hay tổ chức nào. Đây là một số dược thảo tôi thấy trên Net. Các dược thảo nầy có thể không an toàn, không biết có vệ sinh hay không, và có thể bảo đảm rằng không có phản ứng phụ chết người.

1. Pomi-T, chừng $25 cho 6 viên thuốc. Pomi-T chứa Pomegranate, trà xanh, broccoli và turmeric. Một cuộc nghiên cứu các bệnh nhân ung thư chỉ bị ung thư chung quanh xương háng, tại Bệnh viện Bedford và tại Bệnh viện Addenbrooke nước Anh chứng minh rằng PSA giảm.

   Quý vị có thể đọc thêm:

   http://www.pomi-t.com/asco-pomi-t-study-summary/

   https://www.21co.com/lasvegas/news/prostate-cancer-may- becontrolled-pomi-t-supplement

   http://www.pomi-t.com/faq-pomi-t/

   http://prostatecanceruk.org/about-us/news-and-views/ 2013/6/superfoods

2. Supercritical Prostate 5LX, chừng $50 (120 viên). Dược thảo nầy chứa nhiều chất phytonutrient trong các sản phẩm như là nettlle, saw palmetto, rosemary, trà xanh, nuts, beans, trái cây, kale, collard, mustard green,.... Công dụng của phytonutrients là chống oxýt hóa, giúp cơ thể ngừa bệnh tật.

   https://www.newchapter.com/targeted-herbal-formulas/prostate-5lx

3. Turkey Tail Mushroom. Công dụng là giúp cơ thể tăng thêm khả năng miễn nhiễm vi trùng hay bệnh tật. Loại nấm nầy thường dùng ở Châu Á từ xưa tới nay để chữa bệnh. Giá khoảng $45 cho khoảng 120 viên thuốc. Hiện nay, có nhiều tài liệu chứng nhận rằng loại nấm nầy rất hiệu quả do Đại học Queenland of Technology đưa ra về chữa bệnh ung thư tuyến tiền liệt. Các hoá chất trong loại nấm nầy có khả năng tiêu diệt các ổ ung thư của bệnh nhân hay trong loài chuột. Tin mừng, cơ quan chính phủ Hoa Kỳ đã chấp thuận dự án nghiên cứu

cho cơ quan Bastyr Integrative Oncology Research Center được phép thử nghiệm thuốc này khoảng năm 2012.

https://www.sciencedaily.com/releases/2011/05/ 110523091539.htm

http://www.bastyr.edu/news/general-news/2012/11/fda-approves-bastyr-turkey-tail-trial-cancer-patients

http://depts.washington.edu/integonc/clinicians/act/mushroom_extracts.shtml

http://www.drugs.com/npp/turkey-tail.html

http://www.wildernesscollege.com/turkey-tail-mushrooms.html

https://www.mskcc.org/cancer-care/integrative-medicine/herbs/coriolus-versicolor

4. Prostate Revive, khoảng $35/ 60 viên thuốc, gồm khoảng 15 thảo dược như saw palmetto, pomegranate, … Người già trên 40 tuổi, thường có testosterone trong dihydrotestosterone (DHT). Chính DHT là một trong nhiều nguyên nhân làm cho tuyến tiền liệt hoá lớn. Prostate Revive ngăn chận cơ thể thay đổi testosterone thành DHT, và ngăn chận tuyến tiền liệt bị hoá độc.

Xin vui lòng đọc thêm:

http://www.medixselect.com/product/PR_Bundle/products

http://buyerreview.com/medix-select-prostate-revive-supplement reviews/

http://www.manrelated.com/prostaterevive

5. Prostabel, $150/100 viên, do Bác sĩ Beljanski khám phá. Dược thảo này gồm Pao Pereira (Pau Pereira) trích xuất (extract) với Rauwolfia và vomitoria. Bác sĩ Aaron Katz, urologist và là người đầu tiên thành lập Đại học Columbia Center for Holistic Oncology, dẫn chứng rằng Prostabel có thể hạ thấp PSA sau khi dùng sản phẩm một năm. Độc giả có thể tìm đọc vài tài liệu nghiên cứu trong appendix các chi tiết hiệu quả của Pao Pereira và vomitoria.

https://www.beljanskiproducts.com/products/prostabel/

6. Ginkgo V, khoảng $70/100 viên, thuốc do Bác sĩ Mirko Beljanski khám phá. Dược thảo này gồm lá cây Ginkgo xay

thành bột vàng. Chất bột nầy ngăn chận sự tàn phá cơ thể bởi các rogue enzymes.

Mời độc giả đọc thêm:

https://www.beljanskiproducts.com/products/gingko-v/

http://www.naturalhealthconsult.com/all-products/669.html

http://natural-remedies.healthgrove.com/compare/43-54/Ginkgovs-Iron

Vào năm 2003, bài nghiên cứu của DeFeudis, Papadopoulos và Drieu (http://www.ncbi.nlm.nih.gov/pubmed/12914542) xuất hiện trong Journal of Fundemental & Clinical Pharmacology xác định bản chất chống ung thư tuyến tiền liệt của dược thảo Ginkgo V. Xin mời đọc bài tóm lược ngắn: Các tài liệu nghiên về Ginkgo V chứng tỏ rằng Ginkgo V có thể chống ung thư nhờ chống Oxýt hoá để thành chất độc. Ginkgo V xay thành bột có khả năng tăng cường mạnh thêm sức chống Oxýt hoá và ngăn chặn sự phá hoại tế bào gốc DNA.

7. GeniKinoko, khoảng $137/60 viên. Dược thảo nầy chứa hai chất hoá học genistein và polysaccharide (GCP), một sản phẩm chế tạo bằng soybean.

http://www.betterhealthinternational.com/productDetails.asp?prodID=QOL101

8. Swanson Uktra Max-Strength Graminex Flower Pollen Extract, khoảng $15.99/60 capsules, có bột xay phấn hoa trong tổ ong. Dược thảo rất thông dụng tại Châu Âu và Châu Á trên 30 năm nay. Công dụng là gia tăng khả năng miễn nhiễm của cơ thể, trợ tuyến tuyến tiền liệt.

http://www.swansonvitamins.com/swanson-ultra-max-strengthgraminex-flower-pollen-ext-500-mg-60-caps

9. Quality of Life Labs Kinoko Gold, $50/60 capsule (AHCC), 1-800-678-8989 hay 1- 800-226-2370. AHCC do nấm xay thành bột, có công dụng tăng cường sự miễn nhiễm chống bệnh tật.

10. Cuối cùng, cách chữa trị khó tin của một khoa học gia, vừa triết lý gia, vừa bác sĩ y khoa, vừa PhD, vừa là nhà toán học, Tiến sĩ David Hawkins của Hoa Kỳ.

https://www.amazon.com/Power-Force-David-Hawkins-Ph-D/dp/1401945074

Trân trọng xin chia xẻ vài kinh nghiệm bản thân. Tôi kiên trì chống căn bệnh quái ác từ ngày bị bệnh cho đến ngày lành bệnh. Không tức giận oán than bệnh, luôn luôn vui vẻ và tự tin là sẽ đánh gục địch thủ.

Bản chất hiền hoà, thương cảm kẻ đồng bệnh hay dân nghèo phải làm lụng vất vả hàng ngày. Nhờ vậy tôi không có kẻ thù ngoại tâm và nội tâm. Tôi có nhiều bạn đồng bệnh khi gặp nhau lúc chờ bác sĩ. Cá tính họ giống tôi. Tuy nhiên hơi buồn vì thiếu kẻ đồng bệnh hay bị tức giận hoặc không thích trao đổi với các anh em đồng bệnh. Thông thường chúng tôi chỉ gặp họ vài lần rồi họ biến mất.

Thật may mắn được đọc một số bài tâm đắc của Tiến sĩ David Hawkins,

https://dancewithtruth.wordpress.com/dr-david-hawkins-quotes/

http://vietnamnet.vn/vn/suc-khoe/298656/phat-hien-dang-kinhngac-te-bao-ung-thu-so-nhat-la-tinh-yeu.html

11. Ngoài các thuốc phụ đã liệt kê, một cuộc sống sạch sẽ và mạnh khoẻ rất quan trọng để đánh bại ung thư tuyến tiền liệt. Một tư tưởng hoà bình và tập thể dục hằng ngày sẽ làm tăng thêm sức kháng cự chống lại bệnh ung thư.

Ăn uống là một phần quan trọng của đời sống, vì chúng ta muốn có đầy đủ năng lực để đánh bại ung thư. Câu hỏi: Loại thực phẩm nào làm các tế bào tiền ung thư thích ăn để chúng tự sinh đôi và lớn mạnh trong cơ thể chúng ta? Chúng ta cần phải loại bỏ các thực phẩm nói trên để bỏ đói các tế bào ung thư và tiền ung thư. Các tế bào không ung thư đều có giới hạn để sống một thời gian rồi tự huỷ hoại hầu có tế bào khác trẻ hơn thay thế. Trong khi các tế bào tiền ung thư hay ung thư không bao giờ tự huỷ hoại nếu chúng không bị bỏ đói, và chúng sợ các thực phẩm tốt cho sức khoẻ mà chúng ta ăn uống hàng ngày.

Căn cứ vào nhiều nghiên cứu: Các thực phẩm lành mạnh không chất độc carcinogen như trái cây, rau tươi, ngủ cốc, legumes, thuộc dạng organic, nước sạch... Tôi loại bỏ các thực phẩm chế biến, sửa bò,.... Tôi chọn nước uống sạch sẽ (reverse osmosis filtered), không ăn đường, không ăn thịt ngoại trừ cá red sockeye, wild caught từ Alaska.

Tại sao tôi tin tưởng vào lý thuyết thực nghiệm (empirical theory) là đúng? Câu trả lời là do quan sát sự phục hồi của chính tôi sau khi bị bệnh ung thư tuyến tiền liệt.

Trước khi thay đổi cách ăn uống với thực phẩm được lựa chọn mới, tôi cảm thấy càng ngày càng đau nhiều tại hai xương háng (pelvic), đi tiểu đau, và bị bón. Tuy nhiên sau một tháng ăn uống theo cách lựa chọn này, tôi đi tiểu dễ dàng, không còn bị đau, và không còn bị bón. Một buổi sáng, tôi cảm thấy dễ chịu trong hệ thống tuyến tiền liệt. Trong khi đó phân của tôi nặng mùi khác thường làm hôi khắp nhà, nhưng tôi cảm thấy một sự nhẹ nhàng trong cơ thể. Từ đó tôi không còn bị đau tại hai xương háng nữa. Thế là các tế bào ung thư của tôi đã chết vì quá đói.

Tuy nhiên làm sao biết rằng lý thuyết Thực Nghiệm (empirical theory) là đúng theo phương pháp khoa học? Đó là một câu hỏi đầy thử thách cần được trả lời. Có lẽ các nhà sinh vật học cần nghiên cứu các hoá chất trong thực phẩm tôi dùng để đi đến lý thuyết của họ. Thế nhưng, những thứ tôi ăn có thể có tác dụng cho tôi, nhưng không nhất thiết nó sẽ có tác dụng cho hết mọi người. Thực ra, tôi chỉ là một trường hợp cá biệt để được tìm hiểu. Vì vậy các nhà sinh vật học cần thử nghiệm nhiều trường hợp ngẫu nhiên với các nhóm được phân loại khác nhau rồi xếp loại, sau đó tóm lược, dựa vào toán học xác suất và thống kê tìm ra kết luận tổng quát chung cho mọi người.

Tôi sẽ trình bày chi tiết các thực phẩm chống ung thư tôi dùng hàng ngày trong phần còn lại của Chương 5. Các thực phẩm tôi chọn chủ yếu phải là loại organic.

Buổi sáng:

Tôi ăn 6 ounce Valley soy milk (unsweetened). Đây là cách làm yogurt. Tôi mua máy làm yogurt, hiệu là Yolife, có 7 lọ chai 6 ounces cho mỗi lọ chai. Vì vậy tôi có thể dùng 7 ngày. Về sửa đậu nành, tôi dùng Soy Delicious unsweetened coconut milk yogurt như là culture starter (16 ounces).

Ăn thêm 4 ounces "oat bran" nấu nóng. Cuối cùng, tôi xay nước sinh tố không có đường, gồm một nửa trái avocado, một nữa trái apple và trộn ít sữa đậu nành không có đường.

Buổi trưa:

Tôi ăn một dĩa trái cây và rau, cauliflower, broccoli, daikon, carrots, một nửa trái avacodo, tomatoes, cucumbers, and red and green bell peppers.

Tôi cũng nấu một một nồi lớn gồm kale, mustard greens, hay collard greens (nếu khó tìm loại organic thì dùng loại không organic cũng được, miễn là nấu chín).

Tôi cho vào một nồi lớn gồm các thứ trên rồi nấu cho chín. Cho thêm tí muối biển là xong.

Tiếp theo, tôi nấu quinoa, loại grain có nhóm enzymes hoàn chỉnh như thịt, nhờ thế nó giúp cơ thể hấp thụ chất đạm ở mọi gốc khác nhau. Tráng miệng bằng trái cây, khi thì blueberry, hay blackberry, hoặc là peach,…

Thứ Bảy, uống nước trái cây, rau tươi, cà rốt, celery, kale, beets, cucumbers, lemon, một nửa trái táo, để tẩy độc cơ thể.

Bữa tối:

Cơm chiều thay đổi mỗi ngày, và luân chuyển thay đổi ba tuần một lần. Tôi có ba cơm chiều khác nhau.

Thứ Hai, tôi ăn spaghetti với spaghetti squash và spaghetti sauce.

Thứ Ba, tôi ăn đồ hộp wild caught sardines với wild rice.

Thứ Tư, tôi ăn chay hamburger làm bằng vegetable từ Công ty đồ chay Amy nhưng không ăn Amy bun. Tôi chọn thêm Guacamole salad, bằng cách cắt nhỏ iceberg salad và trộn với một trái avocado xay thành guacamole.

Thứ Năm, tôi ăn chay Amy black chili trong hộp. Mở ra rồi nấu với cà chua, green onion, yellow zucchini, cilantro.

Thứ Sáu, tôi ăn một free- range trứng gà và ăn với wild rice cùng nhiều rau.

Thứ Bảy, tôi có ba cơm chiều khác nhau. Sau ba thứ Bảy, tôi lập lại thứ Bảy tuần thứ nhất, rồi hai và ba, kế đến Chủ Nhật. Cơm chiều nhẹ toàn steamed vegetables như broccoli , cauliflower và purple potatoes hay sweet potatoes.

Cuối cùng, ăn tráng miệng với trái cây ít ngọt. Tôi tin chất đường có hại cho bệnh nhân ung thư. Vì thế tôi thay cake, cookies và kẹo ngọt bằng trái cây ít ngọt.

6

Các Trường Hợp
Ung Thư Điển Hình

Trong Chương Số 6, chúng tôi tường trình 15 bài thông tin về trường hợp ung thư đủ loại. Nhờ Chương nầy, tôi có nhiều dữ kiện để thiết lập chiến lược chống bệnh ung thư.

Trường Hợp 1 –

Một bài viết của cơ quan truyền thông Reuter xác nhận bằng chứng về sự liên hệ giữa ba biến chứng, ứng kích oxýt hóa, viêm và ung thư có tỷ lệ đồng thuận. Theo bài viết nầy, ứng kích oxýt hóa có thể kích hoạt một loạt yếu tố chuyển biến đưa tới biểu hiện của trên 500 gen khác nhau do cơ thể phóng thích khi bị viêm, làm các tế bào bình thường trở thành ung thư.

Đây là sự liên hệ giữa phản ứng oxýt hoá sinh ra nhiều bệnh tật và ung thư, về bệnh tiểu đường, đau xương, bệnh run tay chân, ung thư não, ung thư gan, phổi, ung thư máu (leukemia), ung thư hạch bạch huyết (lymphoma), ung thư miệng, ung thư lá lách (pancreas) và ung thư tuyến tiền liệt.

Tác giả kết luận, chú trọng vào việc loại trừ phản ứng oxýt hóa và những yếu tố chuyển biến đưa đến một tương lai hứa hẹn trong việc điều trị và ngăn ngừa ung thư. Tác giả cũng ghi nhận nhiều thảo dược thiên nhiên từ các trái cây, rau quả, chất đạm có thể ngừa các ổ ung thư.

Trường Hợp 2 –

Tôi từ chối trách nhiệm cung cấp những tin tức thu thập từ Internet mà tôi đưa ra vì tôi chỉ là kẻ học hỏi, không có khả năng chuyên môn để kiểm soát sự chính xác những lời tuyên bố của các công ty bán dược thảo. Vì vậy, xin các độc giả phải tham khảo ý kiến với các bác sĩ đang hành nghề.

Pectasol-C Modified Citrus Pectin là một dược thảo hữu ích được chế biến từ vỏ trái bưởi. Công ty cố gắng thuyết phục rằng dược thảo nầy trợ giúp các tế bào lớn mạnh, và tăng cường hệ thống miễn nhiễm. Dr. Isaac Elizas, MD, sáng chế dược thảo nầy với công dụng rất dễ thấm nhuần vào máu khi dùng như uống trà mỗi ngày. Nó cũng có công dụng tẩy độc cơ thể có nhiều chất độc dạng kim loại. Một cuộc nghiên cứu tường trình rằng Pectasol-C giảm bớt chất độc kim loại chì trong máu trong các thiếu niên trẻ. Ngoài ra Pectasol-C có thể yểm trợ các tế bào kiểm soát mức độ inflammation, có hại cho bệnh ung thư. Hơn nữa một vài nghiên cứu [Sturm, Guess] tường trình rằng Pectasol-C có thể làm chậm sự tăng gia số điểm PSA do bệnh ung thư gây ra.

http://www.lifeextension.com/vitamins-supplements/item00342/pectasol-c-modified-citrus-pectin

http://www.amazon.com/EcoNugenics-PectaSol-C-Modified-Citrus-Pectin/product-reviews/B0027VT510

Trường Hợp 3 –

Bất cứ kế hoạch chế ngự bệnh ung thư nào cũng cần có cả thế phòng thủ và thế tấn công. Độc giả có thể thiết lập kế hoạch chống ung thư riêng cho mình sau khi đọc tin tức từ bốn tập sách được liệt kê trong phần tham chiếu [Goldstone1], [Goldstone2], [Walker] và [Cohen]. Ngoài ra, độc giả có thể có thêm các nguồn tin trong sách của tôi, bằng cách tham khảo với các ND (bác sĩ thiên nhiên). ND là bác sĩ chính thức được nhiều tiểu bang ở Hoa Kỳ chấp nhận hành nghề như bác sĩ MD. Cả hai loại bác sĩ nầy đều có nhiều năm học tại các trường Đại học dạy nghề thuốc. Dưới đây là một số tin tức từ phương pháp thiên nhiên trị bệnh ung thư.

Bằng cách thay đổi ẩm thực, bệnh nhân có thể đánh bại bệnh ung thư. Thí dụ, Lycopene là một hoá chất chống oxýt hoá, có thể tìm thấy trong các các thức ăn, dưa hấu, cà chua, có thể giảm bớt hiểm nguy bị bệnh ung thư. Tuy nhiên, các nghiên cứu về Lycopene cho biết, nó không có hiệu quả cao khi bào chế thành viên thuốc. Vì vậy cần ăn nhiều thực phẩm tươi có chất Lycopene.

Ngoài ra, nhiều nhà nghiên cứu chứng minh vitamin D có thể giúp chống ung thư. Vitamin (D) có thể hấp thụ từ mặt trời, tuy nhiên rất khó đo lường được mức độ đúng cần thiết mỗi ngày.

Cá salmon và cá mackerel có nhiều chất omega-3 acids. Một cuộc nghiên cứu năm 2009, gồm 466 đàn ông với ung thư trầm trọng và 478 không bị ung thư. Kết quả cho thấy dùng nhiều omega-3 fatty acids có liên hệ đến độ nguy hiểm thấp để bị bệnh ung thư trầm trọng (ung thư rất mau chóng bành trướng ra ngoài tuyến tiền liệt). Các nghiên cứu giả thuyết rằng giảm bớt oxýt hóa trong cơ thể có thể giảm viêm có hại đưa đến ung thư. Cuộc nghiên cứu năm 2008 với 49,920 đàn ông chứng tỏ, trà xanh có công dụng giảm hiểm nguy bị ung thư tuyến tiền liệt.

Đọc thêm:

http://altmedicine.about.com/od/cance1/a/prostate_cancer_prevention.htm

Rõ ràng, các trung tâm chữa trị bệnh ung thư tại Hoa Kỳ áp dụng nhiều phương pháp dinh dưỡng trị liệu:

http://www.cancercenter.com/treatments/nutrition-therapy/

Trường Hợp 4 –

Daniel J Goldsone thành công 100% chữa trị khỏi bệnh ung thư tuyến tiền liệt bằng phương pháp trị liệu toàn diện (holistic approach). Quý vị có thể đọc thêm hai cuốn sách [Goldstone 1, Goldstone 2] trong phần tham chiếu. Tác giả cũng cập nhật trong trang nhà của ông tại:

http://www.ibeatcancerholistically.com

Tác giả đã bị nhập viện khi còn trẻ vì thận bị chảy máu, phải xin gặp ba bác sĩ khác nhau và nhập viện hai lần tại hai bệnh viện khác nhau. Tác giả Goldstone đã ý thức ngay từ lúc còn nhỏ rằng có thể các nhà bào chế thuốc vẫn học hỏi về cơ thể con người mà vẫn chưa có câu trả lời tuyệt hảo cho ông. Cả hai sách của Goldstone đều viết rất rõ ràng với nhiều tài liệu chứng minh ông đã tự chữa lành bệnh ung thư tuyến tiền liệt. Ông cũng cập nhật hoá với nhiều tài liệu mới của phòng thí nghiệm thử máu.

Ông bắt đầu với Lupron hormone therapy và chữa bệnh bằng tia phóng xạ. Ông Goldstone chữa bệnh theo phương pháp chính thức hormne therapy với nhiều phản ứng đau đớn, làm mất sự thoải mái trong đời sống hằng ngày nên ông tự tìm phương pháp trị liệu toàn diện (hoslitic therapy) cho mình.

Trường Hợp 5 –

Trường hợp ông Charlie Redd, rất đáng buồn cho ông vì ông đã chết trong danh dự sau 12 năm kiên trì chống bệnh ung thư tuyến tiền liệt. Càng đọc ký ức của ông, tôi càng cảm phục lòng kiên nhẫn và can trường của ông khi đương đầu với căn bệnh khó trị này. Tôi mong muốn ông còn sống đến ngày nay để ông có cơ hội theo đường ông Goldstone.

Hành trình của ông Redd bắt đầu từ tháng Hai-2000, khi đi khám nghiệm, ông bị ung thư tuyến tiền liệt lúc 64 tuổi. Số lượng PSA là 8.90 ng/mL với chỉ số 7 Gleason, có nghĩa rằng ung thư rất nhỏ để khám phá bởi phương pháp chọc tay vào hậu môn định bệnh.

Bác sĩ John Koval, một bạn đồng nghiệp với bác sĩ Michael Dattoli (một bác sĩ nổi tiếng bệnh tuyến tiền liệt tại Sarasota, Florida), bắt đầu chữa bệnh với Casodex ngày 3-8-2000. Mười ngày sau, ông Redd được chích 7 mg thuốc Lupron vì ông có tuyến tiền liệt rất lớn (50 mg). Một tháng sau, ông Redd được chích 22.5 mg Lupron.

Ngày 12 tháng Mười Một, vợ chồng ông Redd tìm thấy một dược phẩm không được cơ quan FDA chấp thuận. Đó là prostasol khoảng $ 75/ 80 viên thuốc. Ông Redd không lạc quan về thuốc nầy, tuy nhiên ông vẫn dùng thử. Sự thật, prostasol giảm chỉ số PSA trong nhiều năm.

Tuy thế, Prostasol có thể tăng thêm nguy cơ bị máu đóng cục (blood clots), và chính ông Redd đã bị máu đóng cục trong khi dùng Prostasol. Có thể Prostasol chứa diethylstilboestrol (DES) hay estradiol, chất làm giảm độ PSA nhưng đồng thời nó cũng làm gia tăng nguy cơ bị máu dồn cục. Sự thực Prostabel luôn được kê toa cho uống kèm với thuốc làm loãng máu như Coumadin. Tuy nhiên một nghiên cứu khác cho biết Prostabel không hề chứa DES hay estradiol, nhưng chứa phytoeatrogen, một chất thiên nhiên. Thật là không rõ ràng.

Thật bất hạnh và đau buồn, ung thư đã lan ra tận hông và cột sống của ông. Dưới đây là chỉ số PSA của ông từ ngày 3/31/11 đến 3/19/12.

03/31/11: 7.56
04/13/11: 7.65
05/13/11: 10.92

05/26/11: 10.35

06/09/11: 10.97

07/07/11: 10.60

11/21/11: 27.34

11/29/11: 28.08

12/06/11: 30.85 Lupron and Casodex started

12/15/11: 32.41

12/21/11: 41.69

12/28/11: 36.90

01/04/12: 38.90

01/12/12: 42.09

01/18/12: 47.9

02/13/12: 80.35

02/17/12: 93.00

03/11/12: ZYTIGA (abiraterone acetate) started

03/19/12: 89.4

Nhìn chỉ số PSA tăng quá cao, ba bốn lần so với lúc đầu, chứng tỏ rằng các tế bào ung thư trong bệnh nhân đã phản ứng chống lại hormone therapy. Trong lãnh vực khó hiểu của y học, ông Redd là bệnh nhân nCRPC (metastatic Castration-Resistance Prostate Cancer) - có di căn do sự chống lại cắt sén trong ung thư tuyến tiền liệt. Tiếc thay, ông Redd không có đủ tài chánh để chữa trị bằng phương pháp thông thường của y khoa ngày nay. Thí dụ ông cần đến Sand Lake Imaging ở Orlando, Florida, để thử xem bệnh ung thư có tràn đến hạch bạch huyết (lymph nodes) không. Ông có kế hoạch chữa trị với bác sĩ Datolli tại Sarasota, Florida, gồm dynamic adaptive radiation therapy (DART) (chữa trị bằng động lực thích ứng của tia phóng xạ) và chích Samarium 153 - một hình thức xạ trị. Thay vào đó vì lý do tài chánh, ông được chữa trị bằng thuốc Zytiga.

Cuối cùng tôi đọc với nước mắt.

"Với nỗi buồn tận tâm can, tôi muốn thông báo cho Yana biết rằng Charlie Redd từ trần vào ngày 4 tháng sáu năm 2013. Bệnh ung thư tuyến tiền liệt đã tràn đến cột sống và anh đã nằm nhà được bảy tháng để được chữa trị và săn sóc cho bớt đau trước khi chết (hospice care). Nhờ Thượng Đế tối cao, anh chỉ đau chút ít thôi. Anh

ra đi trong yên tĩnh với hầu hết gia đình bên anh. Nghi lễ sẽ được cử hành tại North Merrit Island Methodist Church, Merritt Island, FL ngày 15 tháng 10, 2013 lúc 11:00 am.

Xin cầu nguyện cho những người chiến đấu với căn bệnh chết người này.

Xin bảo dưỡng sức khỏe, vợ của Charlie Redd, Beverley."

Quí vị có thể đọc web của Redd.

http://www.yananow.org/display_story.php?id=162 .

Trường Hợp 6 –

George Hardy, 64 tuổi, các bác sĩ khám phá ông bị bệnh ung thư tuyến liệt với chỉ số 6 Gleason. PSA sơ khởi rất cao, 182, nhưng chỉ số Gleason chỉ là số 6. Ông chọn lựa theo phương pháp chính thức được phép chữa trị theo sự chấp thuận của cơ quan Hoa Kỳ (FDA), với hormone và dùng phóng xạ.

Khi khám phá bệnh ung thư vào tháng Tư, 2005, bác sĩ không thấy ung thư lan tràn ra ngoài tuyến tiền liệt. Ông Hardy chữa trị hormone therapy vào ngày 26-4-2005 (6 viên 50 mg thuốc cyproterone mỗi ngày). Ngày 12-5-2005, ông chấm dứt uống cyproterone và bắt đầu chữa trị bằng đặt máy phóng xạ Zoladex. Ngày 15-5-2005, ông bắt đầu ăn uống theo phương pháp Jane Plant Diet.

https://www.janeplan.com/diet-plans/classic-diet-plan/

Ngày 23-5-2005, máy MRI khám phá ung thư đã tràn xuống gần ống dẫn nước tiểu, nhưng PSA giảm tới 3.3. Zoladex tiếp tục trị bệnh đến tháng 8, 2005. Ngày 08-09-2005, máy MRI thấy túi ung thư giảm nhỏ. Ngày 21-09-2005 ông lại được chữa trị bằng phóng xạ. PSA giảm xuống 2.01 ngày 27-09-2005, tuy nhiên ông được biết bên phải xương háng bị tràn ung thư.

Tháng 10-2005, máy MRI gây viêm có hại cho sức khoẻ (inflammation), làm hạn chế tiểu tiện, nên ông uống thuốc Flomax để trợ giúp tiểu tiện. Tin mừng ngày 13-10-2005, PSA giảm còn 0.9. Ông vẫn tiếp trị liệu bằng tia phóng xạ từ máy Zoladex.

Tháng 8 năm 2006, PSA giảm chỉ còn 0.1. Vào tháng 12-2006, PSA vẫn còn 0.1, mặc dù ông giả thuyết rằng giảm thấp chất testosterone làm ông quá mệt. Năm 2007, ông được chữa trị bằng hormone therapy và phương pháp ăn uống theo Jane Plan Diet. Thêm vào đó các bác sĩ đã làm cân bằng mức độ testosterone nên ông không còn thấy mệt nữa. Tháng ba năm 2016, PSA là 0.41.

Chúng ta đã học được gì về trường hợp của ông George Hardy? Có lẽ từ Jane Plan Diet giúp ông đánh bại ung thư chăng? Xin đọc tham chiếu:

http://www.yananow.org/display_story.php?id=376

Trường Hợp 7 –

Bác sĩ Jay S Cohen, cũng là người bị ung thư tuyến tiền liệt và ông đã đánh bại nó. Bác sĩ đã chưa bao giờ chữa trị vì ông chủ trương phương pháp "chủ động quan sát biến thể" do chỉ có số Gleason ở mức độ thấp, chỉ có 6. Mặc dù PSA cao, nhưng bác sĩ chưa bao giờ chấp nhận bất cứ phương pháp trị liệu chính thức nào. Ông vẫn sống khoẻ để viết nhiều sách.

Trường Hợp 8 –

Mời xem:

https://www.youtube.com/watch?v=BJuKm8mtATc

Trong cái Youtube nầy quí vị sẽ thấy Bác sĩ Katz thảo luận phương pháp tự nhiên để chữa trị bệnh ung thư tuyến tiền liệt. Bác sĩ Katz nghiên cứu và so sánh kết quả của hai phương pháp. Một cách là thử PSA hàng năm, một cách là không thử PSA hàng năm. Thú vị là rất ít khác biệt ở mức độ sống còn của cả hai nhóm. Lý do là trong nhiều trường hợp bệnh nhân không cần chữa trị bằng phương pháp chính thức, nhưng chỉ cần chữa trị bằng "chủ động quan sát ", và quan sát toàn diện (active holistic surveillance) đồng thời dùng các thuốc phụ tự nhiên chưa được FDA chấp thuận (natural supplements) để chận đứng ung thư hay làm giảm cơ hội bệnh ung thư tràn ra ngoài tuyến tiên liệt.

Mời xem:

https://www.youtube.com/watch?v=oms4ZdDcvJI

Trong Youtube nầy, Bác sĩ Katz nói về hấp thụ các chất gây ra oxýt hóa đưa đến viêm (inflammation) có thể tạo ra bệnh ung thư. Vì vậy, giảm bớt nguy cơ bị ung thư bằng cách giảm inflammation. Thuốc Tây ngừa inflammation có thể bị biến chứng mạnh. Vì vậy, nên dùng phương pháp ăn uống từ thực phẩm tự nhiên, không bị biến thể. Người ta thông thường tin rằng ăn quá nhiều chất béo có thể dẫn đến inflammation trong cơ thể. Vì vậy nên ăn ít chất béo. Bác sĩ Katz nghiên cứu sản phẩm thuốc phụ tự nhiên Zyflamend, gồm 10 loại thảo dược (herb) như gừng, turmeric, trà xanh, holy basil,…. Các loại thảo dược nầy có thể chống inflammation hay làm giảm mức độ inflammation.

Zyflamend đang được dùng để chữa bệnh tê thấp (arthritis). Ngoài ra thuốc nầy có thể giảm PSA. Hiện nay, Đại học Columbia đang chứng minh rằng Zyflamend có thể giảm mức độ inflammation, và có thể giảm mức độ PIN (mức độ gia tăng tiền ung thư PIN)

http://www.harvardprostateknowledge.org/what-is-prostaticintraepithelial-neoplasia-pin

Zyflamend không có phản ứng tai hại nếu uống thuốc với thức ăn.

Mời xem:

https://www.youtube.com/watch?v=xbj42g0NKmls

Trong Youtube nầy, quí vị thấy rằng gluten có thể tạo inflammation. Chất đường, ngay cả trong trái cây, có thể tạo inflammation trong gan và cầm giữ nước trong cơ thể. Đây là cách thử cơ thể bạn có bị inflammation trong cơ thể hay không: Giữ chặt nắm tay, bấm vào nơi cổ tay, bạn chỉ thấy xương mà thôi. Đó là triệu chứng không bị inflammation.

http://www.mayoclinic.org/healthy-lifestyle/nutrition-and-health-eating/in-depth/gluten-free-diet/art-20048530

Quí vị thấy, thế nào là ăn không có chất gluten. Wheat, barley, rye chứa nhiều chất gluten. Nhiều thực phẩm tốt cho cơ thể, không có chất gluten là đậu, hạt giống, hột nut, trứng, cá, trái cây ít ngọt, rau tươi, bắp, buckwheat (kiều mạch), quinoa, gạo lức (brown rice), đậu nành.

Trường Hợp 9 –

Phương pháp chính thức chữa trị ADT (Androgen Deprimation Therapy) có nhiều hiệu quả, nhưng cũng có nhiều phản ứng tai hại.

Một toán nhỏ gồm 73 đàn ông, với tuổi 67 trung bình, trung bình PSA là 9. Chỉ Số Gleason của họ được phân loại từ trung bình đến rất cao ở độ hiểm nguy. Sau 12 năm, 29% không cần chữa trị nữa, trong khi 33% thỉnh thoảng cần chữa trị, khi PSA cao hơn 5. Các bệnh nhân khác chọn giải phẫu và dùng tia phóng xạ. Chỉ có 3 người chết trong 3 năm sau, 8 năm sau và 11 năm sau [Cohen, p.106-107]. Vì thế, 45 bệnh nhân trong số 67 người không bao giờ giải phẫu, dùng tia phóng xạ, hay bất cứ phương pháp nào xâm phạm cơ thể có kết quả tốt hơn.

Thống kê nầy giúp tôi chọn hormone therapy chỉ trong ba tháng. ADT giảm chất testosterone, bệnh nhân cảm thấy rất mệt, thiếu khối lượng cơ bắp, cơ thể nóng bực, cảm thấy đau mình, nhiều mộng mị, dĩ nhiên còn tuỳ thuộc ở mỗi cá nhân. Dưới đây là ba trường hợp thành công của chữa trị bằng ADT.

1) Một người có 34 PSA và chỉ số Gleason là 6. Sau chỉ hai tháng trị bằng ADT, giảm PSA đến mức độ 0.3 và chấm dứt trị bệnh. Bệnh ung thư biến mất sau hai năm.

2) Năm 1997, một ông 78 tuổi , có số PSA 33, và khám DRA có nhiều chỗ không mềm trong tuyến tiền liệt, triệu chứng bị ung thư. Mổ để thử nghiệm biopsy, xác nhận ông bị ung thư. Ông được trị bằng ADT trong một năm rưỡi. Năm 2008, số điểm PSA vẫn là 0.6, và ông không bị ung thư lúc ông vào tuổi 90.

3) Năm 1997, một bệnh nhân 64 tuổi với PSA 12. Biopsy phân loại trung bình và thấy có hai chỗ có ung thư. Sau 5 tháng chữa trị bằng ADT, PSA không thể thấy nữa. Tuy nhiên ung thư trở lại sau 6 năm. PSA giảm lại sau khi chữa trị bằng ADT. Một năm sau, biopsy chứng tỏ, không còn bị ung thư nữa. Chấm dứt ADT và tình trạng cân bằng từ 2009.

Trường Hợp 10 –

Tiến sĩ Mirko Beljanski là một nhà khoa học nổi tiếng khắp thế giới với nhiều thành quả. Tiến sĩ khám phá lý thuyết về bệnh ung thư và phương cách chữa trị. Xin xem sách [Walker], sách viết rất hay, tóm tắt về thành quả của Tiến sĩ Beljanski. Trong các trường hợp nghiên cứu dưới đây, chúng tôi thấy rõ nhiều trường hợp trị bệnh ung thư thành công bằng cách dùng dược thảo của Tiến sĩ Beljanski. Ngày nay, nhiều bác sĩ thượng thặng urologist, oncologist, pathologist, các trường đại học, đều tham gia tích cực tiếp tục công trình của Beljanski để đánh bại căn bệnh ung thư.

Năm 2012, có 177,489 trường hợp được khám phá bị ung thư tuyến tiền liệt với 27, 244 trường hợp tử vong - khoảng 15%. Hình như tài liệu thống kê chỉ là hình ảnh tổng quát. Lý do là chúng ta không biết bao nhiêu người bị chết vì chữa bệnh bằng phương pháp chính thức được chấp thuận bởi FDA, có bao nhiêu người chết do phương pháp tổng hợp, hay chữa bệnh bằng dược thảo và phương pháp ăn uống. Phải chăng các chuyên gia hàng đầu, urologist, oncologist và pathologist chỉ sợ bị truy tố bởi các công ty thuốc ngành chính thống trong y học vì họ chỉ muốn được độc quyền trên phương diện trị liệu của y khoa. Theo bác sĩ Morton Walker, dược thảo của Tiến sĩ Beljanski đã cứu mạng sống khoảng 5,000 bệnh nhân năm 2013 [Walker, p.15].

Câu hỏi: Từ năm 2004 đến 2016 đã có bao nhiêu bệnh nhân ung thư và HIV được gia tăng cứu mạng do dùng dược thảo Beljanski? Căn cứ vào sự tiến triển của kỹ thuật ngày nay, và 3,500 hội viên CIRS (Trung tâm tân tiến khảo cứu tin tức khoa học và tổ chức được thành lập bởi các người xử dụng thuốc phụ trợ của Tiến sĩ Beljanski). Câu hỏi chính là sự gia tăng này là đường thẳng hay đường cong exponential?

Từ đó, một câu hỏi thêm, có bao nhiêu bệnh nhân ung thư được cứu bằng phương pháp holistic therapy hay sự chữa trị bằng phối hợp các cách trị liệu phụ trợ? Hiện nay chưa có số liệu về vấn đề này vào năm 2012. Vậy, tại sao các bác sĩ ngành tiết niệu cho rằng chỉ có ít bệnh nhân được cứu sống bằng phương pháp truyền thống này, sự thật, họ chưa biết là bao nhiêu. Xin đọc:

http://www.naturalnews.com/027020_cancer_AMA_treatment.html

http://www.lifeextension.com/magazine/2012/7/wellness-profile/page-01

http://www.naturopathic.org/content.asp?contentid=505

http://drsircus.com/medicine/cancer/amazing-cancer-therapy-wipesprostate-bone-cancer

http://www.burtongoldberg.com/alternativeprostatecancertreatmentoptions.html

Ngày nay, nhiều sinh viên đại học cấp cử nhân, cao học và tiến sĩ thích viết luận án để tốt nghiệp cao học hay tiến sĩ với đề tài ung thư. Sinh viên thích thú chính là chất xúc tác mạnh làm cho các đại học mở rộng thêm môi trường viết luận án nghiên cứu về ung thư. Thí dụ, mời xem:

http://pathology.columbia.edu/education/graduate/

https://molgen.osu.edu/research-scholarship-opportunities

https://www.mdanderson.org/education-and-research/education-and-training/schools-and-programs/graduate-school-of-biomedical-sciences/index.html

http://drexel.edu/medicine/Academics/Graduate-School/Cancer-Biology/

http://www.wakehealth.edu/Research/Cancer-Biology/Graduate-Program.htm

http://www.cancerbiology.usf.edu/

http://www.umassmed.edu/gsbs/prospective-students/cancer-biology/program-overview/
http://www.ucdenver.edu/academics/colleges/medicalschool/departments/Pathology/
academicprograms/cancerbiology/Pages/cancerbiologyprogram.aspx
https://medicine.umich.edu/medschool/education/phd-programs/about-pibs/programs/
cancer-biology
http://www.utu.fi/en/news/news/Pages/award-winning-mathematical-model-predicts-
adverse-events-of-chemotherapy-in-metastatic-prostate-cancer.aspx

Càng nhiều nghiên cứu ung thư, càng nhiều MD có cơ hội học hỏi và mở rộng kiến thức chữa bệnh bằng nhiều phương cách khác nhau. Và càng nhiều bệnh nhân được cứu sống. Tôi chỉ học hỏi trên internet nên không có ý kiến về độ chính xác của tin tức. Vì vậy tôi khẳng định, tôi hoàn toàn không chịu trách nhiệm các tin tức thu lượm bằng Internet. Tôi tin rằng Tiến sĩ Beljannski là một nhà thông thái và các sản phẩm do ông chế tạo có công hiệu đối với cơ thể tôi. Tiến sĩ rất quan tâm đến bệnh nhân. Tiếc thay, ông hiểu nhiều hơn ông chủ nghiên cứu về DNA và RNA, nhưng không được ban thưởng Nobel Prize. Chính thành quả của Tiến sĩ Beljanski là một khám phá có tính cách mạng, một lý thuyết mới về bệnh ung thư. Hơn nữa Tiến sĩ biết rõ, làm sao DNA phản ứng với chất độc Carcinogens từ không gian chúng ta đang sống, và làm sao chúng ta phải đương đầu với nó.

Tôi khẳng định rằng tôi không chống hay bênh các khuynh hướng chữa bệnh. Tôi tin, các bác sĩ, các hãng thuốc và các tổ chức trị liệu, đều có thiện ý: Cứu các bệnh nhân càng nhiều càng tốt.

Trường Hợp 11 –

Xin xem [Walker, p. 147-149]. Tháng tư, 2004, một chỗ sưng trên đùi như một vết mụn của bà Elaine Escalon tại Pháp. Bác sĩ khám bệnh, xác nhận rằng bà bị ung thư nhiều chỗ. Không có nhiều bệnh nhân được chữa khỏi vì ung thư nhiều chỗ như bà, nên chemotherapy chỉ có hy vọng cứu sống khoảng 9 tháng.

Trong khi nằm bệnh viện, bà Escalon gặp một người bị xem như trường hợp của bà, chỉ còn 9 tháng để sống. Tuy nhiên bà nầy được cứu sống bằng dược phẩm của Beljanski. Bà nầy không còn bị bệnh melanoma nữa. Nhờ thế, bà Escalon biết cách mua dược thảo này.

Bác sĩ giải phẫu để lấy ra các chỗ bị ung thư, nên đùi chân bị lỗ hổng túi bọc ung thư khoảng một inch, đường kính bên trong khoảng một trái bưởi.

Hai ngày sau, bà tìm mua dược thảo Ginkgo Biloba của Tiến sĩ Beljanski. Bà uống 9 viên thuốc mỗi ngày trong hai tháng và bốn viên một dược thảo khác của Beljanski.

Sau hai tháng bị đau nhức vết thương bà được bình phục, không cần lấy da từ chỗ khác của cơ thể ghép vào vết thương, khiến các bác sĩ quá ngạc nhiên. Chồng bà cũng uống Ginkgo Biloba khi ông bị mổ bọng đái (bladder). Ông bình phục rất mau. Bà đánh bại bệnh ung thư nhờ hai dược thảo của Beljanski. Điều này đã được xác nhận bằng cách ghi âm trong máy thâu thanh. Ngày nay, bà vẫn tiếp tục dùng hai dược thảo trên mỗi mùa Xuân và mùa Thu. Bà cũng là một hội viên của tổ chức yểm trợ và nhớ ơn Bác sĩ Beljanski- CIRIS (Một tổ chức khoảng 3,000 hội viên).

Trường hợp 12 –

Ông Yvon Papineau, người Pháp, là một dân chài đánh cá biển chuyên nghiệp khi ông mới 14 tuổi. Lúc già, ông bán thuyền đánh cá để trở thành nửa về hưu khi ông làm giám sát một khu vực đánh cá.

Ông tiếp tục giữ sức khoẻ bằng cách đạp xe đạp hằng ngày khi ông đang ở tuổi trên dưới 70. Một hôm đang khi đạp xe, ông thấy đau trong cổ. Vợ ông thấy rõ, một vật hình bầu dục màu trắng, bằng trứng chim bồ câu trong cổ ông.

Ông tức tốc thăm bác sĩ gia đình để lấy thuốc trụ sinh, nhưng vô hiệu quả. Bác sĩ lại chuyển ông đến bác sĩ tai - mũi - họng. Bác sĩ lại cho thuốc trụ sinh. Kết quả vô hiệu và lại còn đau hơn. Ông trở lại cùng bác sĩ tai - mũi - họng. Ông bác sĩ nầy mổ họng ông Papineau, và thấy bệnh ung thư họng ở giai đoạn III trong miệng, họng, lưỡi, và nách,…Bác sĩ ước tính độ khả tín sống còn chỉ không hơn hai tuần thôi. Thật là không công bằng vì ông Papineau chưa bao giờ hút thuốc lá.

Bác sĩ dùng tia phóng xạ trị trong 20 ngày và chữa trị toàn diện chemo-therapy. Họ ước tính ông Papineau có thể chết từ ba tháng hay 6 tháng nửa. Thật ra, ông Papineau đã dùng dược thảo của Beljanski suốt thời gian trị bệnh bằng phương pháp chính thức. Chính dược thảo đã bảo vệ ông khỏi bị phản ứng ngược chiều của tia phóng xạ và chemotherapy. Ngoài ra, ông đã đánh bại ung thư sau một năm dùng dược thảo Beljanski. Ông Papineau tuyên bố: "Chính dược thảo Beljanski là một phần thức ăn của tôi, và tôi sẽ tiếp tục dùng cho đến ngày tôi chết."

Trường hợp 13 –

Đây là trường hợp của ông Gerard Weidlich, một sĩ quan cảnh sát về hưu- Chỉ huy trưởng Đại đội Cộng hoà về an ninh (CRS). Nhiệm vụ chính của ông là cứu người gần chết đuối.

Tháng 8, 1985, ông bị nhiễm bệnh AIDS. Căn cứ vào hồ sơ bệnh lý, ông được ước tính có thể sống thêm từ hai tới 5 năm nữa. Ông đã uống thuốc trị bệnh theo phương pháp chính thức, nhưng không thành công. Hơn nữa, ông còn thấy nhiều triệu chứng của bệnh AIDS như bệnh mụn giộp và nấm men suy nhiễm. Ông từ chối thuốc azidothymidine, loại thuốc mới nhất của Pháp để chữa AIDS.

May mắn nhờ sự giúp đỡ của nhóm AIDS, từ đó ông uống dược thảo của Beljanski. Ông được cứu sống từ 1986 đến 2007. Năm 2007, ông chết vì bệnh tim-bị nghẹt trên động mạch của phổi- Mẹ ông cũng bị chết như thế.

Trường hợp 14 –

Xin cám ơn nhiều bệnh nhân ung thư và các vị trí thức nghiên cứu cũng như bác sĩ về bệnh ung thư. Các vị nầy đã chia xẻ với các bệnh nhân và độc giả nhiều kinh nghiệm bản thân, tuyệt vọng, hay nổi vui mừng khi chế ngự được căn bệnh ác độc nầy. Có thể tiếng nói của các vị này là một chất kích thích, khích động con đường nghiên cứu được tiếp tục đến mức độ hoàn mỹ. Đó chính là con đường với sự hợp tác của các nhà thông thái về ung thư, với các công ty thuốc, các tiệm bán thuốc, các tổ chức nhân đạo, các trường dạy bác sĩ chữa bệnh,…

Xin xem trường hợp đặc biệt của bà Ái Hoa, 78 tuổi từ Indonesia. Năm 2008, chỗ kín của bà bị thải hồi chất nước màu chocolate. Bà đã tham khảo với bác sĩ giải phẫu chỗ kín của đàn bà (gynecologist) và được bác sĩ thông báo, bà bị ung thư da nơi chỗ kín. Tháng ba, ngày 25, 2009, bà được điều trị với 28 lần tia phóng xạ và ba lần brachytherapy. Vì không thành công, bà quyết định giã từ phương pháp chữa trị chính thức vì có nhiều phản ứng có hại. Bà trở lại Penang ngày 4 tháng Tư, 2010, để chữa trị bằng thảo mộc thiên nhiên và uống nước ép từ thảo mộc từ ngày 5 tháng Năm, năm 2012. Bà bình phục nhờ các thảo mộc thiên nhiên.

Trường hợp 15 –

Giáo sư Boiteux, tiến sĩ, giáo sư vật lý tại Đại học University of Paris, đã về hưu. Là một giáo sư nổi danh, không bao giờ chấp nhận cách chữa trị nào của các phương pháp chính thức, ngoại trừ chỉ dùng dược thảo của Tiến sĩ Beljanski để đánh bại bệnh ung thư tuyến tiền liệt [Walker, p. 111-119].

Giáo sư nguyên là giám đốc CNRS (Centre de la Recherche Scientifique hoặc National Center of Scientific Research, France, http://www.cnrs.fr/en/home/faq.htm, giống như National Institute Health tại Hoa Kỳ). Giáo sư Boiteux có nhiều phương cách trị bệnh, bất cứ bệnh nào, đặc biệt ung thư tuyến tiền liệt.

Năm 1994, bác sĩ urologist báo cho Giáo sư Boiteux biết ông bị ung thư tuyến tiền liệt, không thể mổ. Giáo sư nghe lời cố vấn của một đồng nghiệp, đi tìm một chuyên gia chữa trị toàn diện với phương pháp CAIM (Complementary Alternative and Integrative Medicine).

Giáo sư Boiteux chỉ dùng dược thảo thiên nhiên của Beljanski: Leaf Ginkgo V và Prostabel. Ngay với kiến thức rất rộng của mình về thuốc trị bệnh, Giáo sư Boiteux chỉ chọn hai loại dược thảo thiên nhiên trên. Ngoài ra, hai dược thảo trên còn trị bệnh viêm xương khớp. Giáo sư Boiteux biết rõ nhiều khuyết điểm của phương pháp chữa trị chính thức về bệnh ung thư tuyến tiền liệt, ngay cả các tổ chức y tế nổi tiếng cũng có thể phạm lỗi lầm khi quyết định giải pháp trị liệu.

7

Viêm Hoá Độc Và Sự Bất Quân Bình Trong Cơ Thể

Một nguyên nhân tiềm ẩn gây ra ung thư là ứng kích oxýt hóa và mức độ bị viêm trong cơ thể đã bị bỏ qua. Trên cơ bản, ứng kích oxýt hóa là sự bất quân bình trong cơ thể giữa sự sán xuất các gốc tự do (free radicals) và khả năng của cơ thể tự giải độc ngăn chặn sự sản xuất này. Viêm là phản ứng tự vệ tại chỗ của cơ thể ở những nơi bị thương tổn hay bị kích thích với mục đích loại trừ các mô bị thương tổn hay bị kích thích. Viêm và ứng kích oxýt hóa đi song hành với nhau để tạo ra bệnh hoạn cho cơ thể chúng ta. Các bác sĩ chuyên môn ngành tiết niệu coi các phản ứng này là những dấu hiệu báo trước các tế bào tiền ung thư tuyến tiền liệt (PIN – Prostatic Intraepithelial Neoplasia), đó là những mô lớn lên khác thường trong tuyến tiên liệt. PIN không thể thấy khi khám DRI (thọc tay vào hậu môn), và nó cũng không làm gia tăng PSA. Vì vậy tình trạng này chỉ được khám phá khi làm Biopsi.

Làm sao vô hiệu hoá hay ngăn chận các tế bào tiền ung thư mọc trong tuyến tiền liệt? Các bác sĩ chuyên về sản phẩm thiên nhiên (naturopathic doctor) có thể có chìa khoá cho câu hỏi. Có thể được khả tín vì họ có trình độ học vấn như bác sĩ trị ung thư tuyến tiền liệt.

https://aanmc.org/resources/curriculum/

Có nhiều yếu tố làm tăng hay giảm độ hiểm nguy cho bệnh ung thư tuyến tiền liệt.

1) Tuổi là một yếu tố, ung thư ít xảy ra các ông dưới 40, nhưng độ hiểm nguy tăng thêm nếu các ông trên 50 tuổi.

2) Chủng tộc: Ung thư có nhiều cho người da đen, nhưng ít hơn cho người Á Đông và Hispanic.

3) Gia đình liên hệ: Có cha mẹ, hay anh em bị ung thư tuyến tiền liệt sẽ gia tăng trên hai lần độ hiểm nguy bị bệnh cho bạn.

4) Các bệnh về tình dục có thể dẫn đến viêm tuyên tiền liệt, và gia tăng độ hiểm nguy bị ung thư tuyến này.

5) Nhiều nghiên cứu cho thấy, có sự liên hệ giữa béo phệ và độ hiểm nguy ung thư phát nhanh cho tuyến tiền liệt.

6) Nhiều cuộc nghiên cứu chứng tỏ có sự liên hệ giữa ăn uống và bệnh ung thư tuyến tiền liệt. Ăn nhiều thịt đỏ cùng với nhiều chất béo trong bơ sửa và ít trái cây, rau cỏ tươi có thể tăng cao độ nguy hiểm bị ung thư.

7) Tiếp xúc với chất độc, như chất khai quang (Agent Orange), có thể tăng thêm độ hiểm nguy cho ung thư tuyến tiền liệt.

   http://www.cancer.org/cancer/prostatecancer/detailedguide/prostatecancer-risk-factors

   http://www.publichealth.va.gov/exposures/agentorange/conditions/prostate_cancer.asp

Hẳn nhiên ngăn chận các tế bào tiền ung thư PIN, có thể ngăn chận bệnh ung thư tuyến tiền liệt. Thêm vào đó, Tiến sĩ Beljanski đã nghiên cứu, làm sao chất độc gây ung thư (carcinogens) tác dụng đến DNA gây ra ung thư phát triển trong cơ thể. Xin đọc sách của tác giả [Walker].

8

Khi Nào Cần Thiết Mổ Tuyến Tiền Liệt Để Định Bệnh

Như quí đã vị thấy, mổ tuyến tiền liệt để định bệnh ung thư (biopsy) là một kinh nghiệm quá tai hại đối với tôi. Vậy thì khi nào và làm thế nào để quyết định khi giải pháp biopsy thực sự cần thiết? Đó là vào tuổi nào thì giải pháp "Quan sát và chờ" sẽ đưa đến cùng kết quả như Biopsi? Điều này thích hợp với tôi vì tôi đang ở tuổi 75 vào lúc đó.

Các y sĩ ngành urologist, oncologist, pathologist cần biết hồ sơ sức khoẻ quá khứ và hiện tại của tôi, kết quả khám nghiệm DRI, PSA, để quyết định có nên làm biopsy hay không? Mục đích sau cùng của việc làm biopsy tuyến tiền liệt là để tìm ra chỉ số Gleason trong tuyến này. Từ đó độ hiểm nguy của bệnh nhân được đánh giá như thấp, trung bình, hoặc cao. Xin xem:

http://www.cancer.org/cancer/prostatecancer/detailedguide/prostate-cancer-staging

Sau khi xác định được chỉ số Gleason và mức độ hiểm nguy của bệnh nhân, các bác sĩ ngành tiết niệu và ung thư sẽ đề nghị các giải pháp chữa trị.

Cám ơn kỹ thuật tân tiến ngày nay do các nhà nghiên cứu khám phá, chúng ta có nhiều cách thử nghiệm trước khi hấp tấp chọn lựa giải pháp xâm phạm cơ thể gây đau đớn như là prostate biopsy. Tôi bị chảy máu nhiều ngày khi tiểu tiện và xuất huyết ở hậu môn khi đi cầu, lại còn phải nhập viện khẩn cấp hai lần.

Ngày nay có nhiều phương pháp không xâm phạm cơ thể như Dynamic Contrast Enhanced (DCE) MRI, the Color Doppler Ultrasound, and the

Carbon-11 Acetate PET/CT scan, cung cấp hình ảnh rất rõ, tuy nhiên không thể thấy các tế bào bị ung thư nhỏ hơn 5 millimeters.

Ngoài ra có nhiều thử nghiệm dựa trên genomics/DNA/RNA, và những đặc tính khác của tế bào như ConfirmMDX, Polaris, OncotypeDX, ProstaVysion, Deciohe test, và Caris Molecular Intelligence Profile and Profile Plus. Tuy nhiên các test này đều cần một miếng thịt tuyến tiền liệt. Dù vậy, nó có thể đem lại một kết qủa khá chính xác về mức độ hiểm nguy để tránh việc điều trị quá mức cần thiết đối với các bệnh nhân bị nhẹ. Xin đọc thêm để biết thêm về các test trên:

http://advancedcancerresearchinstitute.com/advanced-cancer-diagnosticsdetection-and-monitoring-free-info/

Tiếc thay, cho đến nay ngay cả các bác sĩ ngành tiết niệu và ung thư tổng hợp mọi thử nghiệm cũng chỉ đạt được độ chính xác khoảng 90%. Hơn nữa các hình ảnh qua computer khó xác định các tế bào ung thư nằm trong hay ngoài tuyến tiền liệt. Vì vậy, tôi phân vân không biết có thể sử dụng toán học về Morse Theory (sự tổng hợp hoá cách tính hỗn tạp) để thông số hoá một cách chính xác không gian ba chiều bằng cách tổng hợp những điểm giao nhau ở không gian hai chiều hay không. Tuy nhiên các hình ảnh này không thể thay thế Biopsy tuyến tiền liệt. Thêm vào đó, làm các tests này tôi sẽ hứng các tia phóng xạ. So sánh lợi hại, tôi quyết định chọn Biopsy tuyến tiền liệt nếu các bác sĩ ngành tiết niệu và ung thư không thể tìm ra một giải pháp khác.

Câu hỏi: Tại sao không sử dụng PIN để quyết định giải pháp trị liệu. Hẳn nhiên, biết mức độ của PIN thì có thể giúp quyết định phương pháp trị liệu. Vì PIN được coi như sự phát triển của tế bào tiền ung thư, PIN có thể là một dữ kiện để quyết định chọn giáp pháp "chờ đợi và quan sát" có thích hợp hay không.

9

Vài Cảm Nghĩ

Chương 6 kích động tôi đi tìm và thử nghiệm một giải pháp thay đổi cho tình trạng một người già 75 tuổi với bệnh tim, nhiễm độc chất khai quang ở Vietnam khoảng 10 năm, đã bị bệnh ung thư tuyến tiền liệt với chỉ số 8 Gleason. Trước tiên đọc sách của bác sĩ Katz, "Dr. Katz's Guide to Prostate Health From Conventional to Holistic Therapies" (ISBN: 978-1893910379).

Tiếp theo là đọc sách của Bác sĩ Jay S. "Prostate Cancer Breakthroughs 2014: New Tests, New Treatments, Better Options: A Step-by-Step Guide to Cutting-Edge Diagnostic Tests and 12 Medically-Problem Treatments" by Dr. Jay S. Cohen (ISBN: 978-0988710504) và chính sách nầy làm tôi chọn hormone therapy với thuốc Lupron, một phương pháp androgen deprivation, căn cứ vào sự kiện cho rằng các tế bào ung thư cần hormone nam (androgens) - giống như chất testosterone, để phát triển mạnh. Các bác sĩ tin rằng androgen deprivation làm chậm lại tốc độ tăng trưởng các tế bào ung thư và có thể thu lại thành một khối nhỏ u bướu. Từ sách của Bác sĩ Cohen, tôi biết rằng nhiều bệnh nhân từ cấp trung bình đến cấp hiểm nguy – như trường hợp tôi - không cần tiếp tục chữa bệnh, miễn là phải trị ADT (hormone therapy). Tôi thấy đó niềm hy vọng có thể đánh bại được căn bệnh khó trị nầy.

Ba sách dưới đây giúp tôi tìm một đường lối chữa trị mới để tự chữa bệnh. Cuốn sách thứ nhất là "Cancer's Cause, Cancer's Cure" do Bác sĩ Morton Walker, DPM (ISBN: 978-1936449101). Hai cuốn sách của ông Daniel J Goldstone. Tác giả đã đánh bại bệnh ung thư tuyến tiền liệt với chỉ số 7 Gleason bằng phương pháp hormone therapy và phương pháp holistic therapy: "Advanced Prostate Cancer and Me: How I Reduced my PSA 100% Holistically" (ISBN: 978-1441502247). Chính sách nầy làm tôi chọn hormone therapy kết hợp với holistic therapy. Tiếp theo sách thứ hai của ông Daniel J Golstone. "I Beat Cancer Holistically: Protocols for Breast, Colon, Lung, and Prostate Cancer" (ISBN: 978-1600477836).

Là một độc giả và kẻ tự học, tôi cám ơn Dr. Morton Walker, DPM, đã bỏ thì giờ để viết Chương số 8 về dược thảo Beljanski và công trình của các nhà nghiên cứu khắp thế giới về bệnh tật. Tôi không có ý kiến về số lượng phải uống dược phẩm của Tiến sĩ Beljanski, của bác sĩ người Pháp, Christian Marcowith, MD. Tuy nhiên tôi có ý kiến về Chương 7 - "Cancer Prevention" của bác sĩ Morton Walker và Chương 7 của Dr. Katz - "Diet Whole Foods and Supplements" (p. 165 – 219, [Katz]). Tôi thích Dr. Katz- "Diet Whole Foods and Supplement" hơn phần "Cancer Prevention" của bác sĩ Morton Walker vì bác sĩ Katz nhấn mạnh organic foods.

Tôi luôn luôn theo kịp với những chuyển biến mới về kỹ thuật hay những khám phá mới về cách chữa bệnh ung thư tuyến tiền liệt trên Internet, cũng như tham khảo với các vị có thẩm quyền về bệnh ung thư tuyến tiền liệt, nhất là các loại thuốc phụ hay dược thảo thiên nhiên nào giảm Viêm (inflammation) và ứng kích oxýt hoá. Độc giả cũng như cá nhân tôi, cần tham gia tự nghiên cứu trên Internet và tự trách nhiệm chọn lựa các dược thảo và các loại thuốc thiên nhiên cho mình dùng.

Nếu độc giả biết tiếng Việt, xin mời độc giả đọc 18 bài chiến thuật và chiến lược; môn học sở trường của tôi. Nhờ thế, tôi đã áp dụng các môn nầy để đi tìm giải pháp khả thi nhất hầu đánh bại bệnh ung thư giai đoạn cuối nầy.

(Since you can read Vietnamese, you can also read eighteen articles that I have written with the purpose of teaching tactics and strategy. Knowledge of tactics and strategy allowed me to create a plan to beat my prostate cancer).

- Chiến Thuật và Chiến Lược
  http://www.generalhieu.com/thuong_chienthuat_chienluoc.htm
- Chiến Thuật và Chiến Lược - Phần 2
  http://www.generalhieu.com/thuong_chienthuat_chienluoc_2.htm

- Chiến Thuật và Chiến Lược - Phần 3
  http://www.generalhieu.com/thuong_chienthuat_chienluoc_3.htm
- Tổ Chức, Lãnh Đạo và Chiến Lược- Chiến Thuật Hành Động
  http://www.generalhieu.com/thuong_chienthuat_chienluoc_4.htm
- Chiến Thuật và Chiến Lược - Phần 5
  http://www.generalhieu.com/thuong_chienthuat_chienluoc_5.htm
- Chiến Thuật và Chiến Lược - Phần 6
  http://www.generalhieu.com/thuong_chienthuat_chienluoc_6.htm
- Chiến Thuật và Chiến Lược - Phần 7
  http://www.generalhieu.com/thuong_chienthuat_chienluoc_7.htm
- Chiến Thuật và Chiến Lược - Phần 8
  http://www.generalhieu.com/thuong_chienthuat_chienluoc_8.htm
- Chiến Thuật và Chiến Lược - Phần 9
  http://www.generalhieu.com/thuong_chienthuat_chienluoc_9.htm
- Chiến Thuật và Chiến Lược - Phần 10
  http://www.generalhieu.com/thuong_chienthuat_chienluoc_10.htm
- Chiến Thuật và Chiến Lược - Phần 11
  http://www.generalhieu.com/thuong_chienthuat_chienluoc_11.htm
- Chiến Thuật và Chiến Lược - Phần 12
  http://www.generalhieu.com/thuong_chienthuat_chienluoc_12.htm
- Chiến Thuật và Chiến Lược - Phần 13
  http://www.generalhieu.com/thuong_chienthuat_chienluoc_13.htm
- Chiến Thuật và Chiến Lược - Phần 14
  http://www.generalhieu.com/thuong_chienthuat_chienluoc_14.htm
- Chiến Thuật và Chiến Lược - Phần 15
  http://www.generalhieu.com/thuong_chienthuat_chienluoc_15.htm
- Chiến Thuật và Chiến Lược - Phần 16
  http://www.generalhieu.com/thuong_chienthuat_chienluoc_16.htm
- Chiến Thuật và Chiến Lược - Phần 17
  http://www.generalhieu.com/thuong_chienthuat_chienluoc_17.htm

- Chiến Thuật và Chiến Lược - Phần 18

  http://www.generalhieu.com/thuong_chienthuat_chienluoc_18.htm

Năm 1975 CSVN thắng lợi chiến thuật và chiến lược hạn chế vì đã chiếm toàn lãnh thổ Việt Nam, nhưng chưa thắng được toàn diện về phương diện chiến lược. Tại sao? Phải có hai điều kiện để thắng toàn diện chiến lược. Đó là làm chủ diện địa và phải tiêu diệt ý chí chiến đấu của Quân Cán Dân miền Nam.

Trên thực tế, Quân Cán Dân Miền Nam vẫn giữ vững lá cờ vàng, tổ chức các cuộc biểu tình chống CSVN tại quốc ngoại, chống đối Nghị Quyết 36 CSVN, phản đối kết nghĩa thành phố Irwin-Nha Trang...Vì vậy, hiện tượng Irwin chứng tỏ CSVN chưa tiêu diệt được ý chí chiến đấu của chúng ta.

Giải thích thêm: CSVN đã chiếm lãnh thổ toàn quốc Việt Nam từ tháng Sáu năm 1975 cho đến ngày nay. Đó là lý do họ đã thắng chiến thuật, nhưng họ chưa thắng chiến lược vì họ không thể tiêu diệt ý chí chiến đấu về chính trị, truyền thông, kinh tế,... của Quân Dân Cán miền Nam, Việt Nam Cộng Hoà. Hiện tượng nầy tương tự chiến trường chống lại căn bệnh ung thư tuyến tiền liệt. Thí dụ, bệnh nhân có thể chọn lựa một giải pháp chiến thắng chiến thuật bệnh ung thư bằng cách chọn lựa một phương pháp xâm phạm cơ thể như chọn giải phẫu hay chọn giải pháp dùng tia phóng xạ để hạ thấp PSA tới dưới 1 điểm. Tuy nhiên nếu PSA có thể cao trở lại và có nhiều phản ứng ngược đau đớn, có nghĩa là, bệnh nhân đã thất bại về chiến thắng chiến lược đánh bại bệnh ung thư. Chiến thắng chiến lược là lành bệnh ung thư, PSA không còn tăng cao lại. Trường hợp 11-15 trong Chương 6 là các thí dụ dùng chiến lược hỗn hợp chính thức và ăn uống, dùng nhiều thuốc phụ, chọn thảo mộc thiên nhiên để đánh bại không còn ung thư nữa, mới là chiến thắng chiến lược.

10

Hiệu Quả của Phương Pháp Tổng Hợp Từ Khám Nghiệm Đến Đánh Bại Bệnh Ung Thư Tuyến Tiền Liệt.

Chủ đích sử dụng thảo mộc thiên nhiên và nhiều thuốc phụ là giảm PSA, đến một mức độ dưới số 1. Cám ơn Tiến sĩ Beljanski, Bác sĩ Aaron Katz, Bác sĩ Morton Walker, (và) Ông Daniel Goldstone. Nhờ họ, tôi đã học hỏi rất nhiều loại thảo mộc thiên nhiên và nhiều loại thuốc phụ chưa được chấp nhận của cơ quan Hoa Kỳ FDA. Chính các nguồn tin nầy đã trải đường cho tôi khám phá ra phương pháp riêng để tự chữa bệnh sau ba tháng Lupron hormone therapy. Ngoài các thuốc phụ và các dược thảo tôi đã liệt kê trong Chương 5, tôi cám ơn Bác sĩ Katz về các loại thuốc phụ tôi đang dùng thêm, căn cứ vào tin tức từ sách "Dr. Katz›s Guide to Prostate Health From Conventional to Holistic Therapies", và các loại thuốc phụ được đề cập trong sách khác của ông: New Chapter Zyflamend Prostate, Every Man's One Daily 40+ Multivitamin, and Prostate 5LX.

Cơ thể con người khác nhau, nên những gì tôi chọn có thể không thích hợp với người khác, do đó độc giả có thể loại bỏ thứ nào có phản ứng bất lợi cho quý vị, và chỉ sử dụng loại nào thích hợp với cơ thể mình sau khi tham khảo với bác sĩ thiên nhiên (ND). Có nhiều lý do tôi dùng thuốc Lupron khi chọn hormone therapy chỉ trong ba tháng thôi.

1. MRI chứng tỏ tôi bị ung thư tuyến tiền liệt, các tế bào ung thư đã tràn đến hai xương háng.
2. PSA của tôi rất cao.
3. Tôi già ở 75 tuổi.
4. Tôi bị nhiễm độc chất thuốc khai quang ở Việt Nam (Agent Orange) khoảng 10 năm.
5. Tôi bị nhiễm độc rất nhiều tia phóng xạ trước 1975 và sau 1975 khi khám nghiệm vì bệnh đau tim.
6. Chỉ số 8 Gleason rất là cao, thuộc diện "high risk", không còn giải pháp chữa lành, nhưng chỉ kéo dài thêm thời gian được sống mà thôi.

Khởi đầu tôi định xin được giải phẫu hay dùng tia phóng xạ, nhưng sau tôi đã quyết định loại trừ cả hai cách này nhờ sự giúp ý kiến của các bác sĩ ngành tiết niệu điều trị tôi, từ University of Oklahoma Cancer Center, Mayo Clinic tại Arizona và UT Southwest Medical Center tại Dallas. Tôi đã dùng rất nhiều thời giờ để tìm một cách tốt nhất được điều trị và cuối cùng tôi đi đến giải pháp hợp nhất (intergrated approach) nhiều phương pháp với nhau. Tôi quyết định liên kết Lupron hormone therapy, dược thảo và các thuốc phụ. Tôi tự tin rằng tôi đã đi đúng đường.

Trước khi chấp nhận giải pháp Lupron hormone therapy ngày 22 tháng Một, 2016, tôi bị đau hai bên háng, không thể ngủ được (đau nhất là bên trái), nên tôi quyết định dùng supplements và các dược thảo thiên nhiên. Chỉ vài ngày dùng thuốc, tôi đã ngủ ngon vì được giảm đau. Rồi chỉ một tháng sau, hai xương háng không còn bị đau nữa. Căn cứ vào sách của ông Daniel Goldstone, tác giả bị phản ứng xấu, quá đau vì giải pháp Lupron. Có lẽ tôi được may mắn, chỉ bị nhiều mộng mị và lầm lẫn mỗi khi thức dậy vì tôi cứ tưởng các giấc mơ là có thật. Tôi bắt đầu lấy lại thăng bằng mỗi ngày từ đó cho đến ngày nay khi đi bộ nhanh mỗi buổi sáng.

Tại thời điểm nầy, tôi cảm nhận sức khoẻ tôi tốt hơn năm tôi về hưu 2009.

Tôi không hối tiếc khi chọn phương pháp integrated treatment. Dĩ nhiên cảm giác có thể đánh lừa tôi, nhưng PSA test không thể nói dối! Tôi chích thuốc Lupron chỉ công hiệu (nếu có) trong ba tháng kể từ ngày 22 tháng Giêng năm 2016. Dưới đây là thống kê về thành quả giảm PSA của tôi.

Date	Total PSA (ng/mL)	Free PSA (ng/mL)
10/02/2015	15.90	1.57
03/30/2016	2.7	Not tested
04/21/2016	1.5	Not tested
05/16/2016	0.95	0.20

Tháng Ba, ngày 30, 2016, PSA của tôi giảm từ 15.9 xuống 2.7 (83% giảm). Ngày 21 tháng Tư PSA của tôi hạ xuống từ 2.7 đến 1.5 (giảm 37%) và free PSA chỉ còn 0.20. Sự kiện trên chứng tỏ rằng phương pháp chữa trị phụ thuộc thêm bằng cách ăn uống, dược thảo có hiệu quả giảm PSA nhanh hơn và không bị phản ứng ngược chiều, vì nếu chỉ chích Lupron không thôi thì PSA không thể giảm nhanh như vậy. Mời xem trang sau để có thể có tin vui hơn. Dưới đây có hai nguồn tin trên Internet:

https://zerocancer.org/learn/psa-testing

http://www.harvardprostateknowledge.org/what-is-the-difference-between-psa-and-free-psa

Khi chất đạm (protein) do tuyến tiền liệt được sản xuất, PSA trong máu có thể hoặc bị nối kết (bound) với những chất đạm khác, hay liên kết với chính nó (unbound). Free PSA là mức đo lường của lượng unbound PSA. Total PSA là độ đo lường của cả bound và unbound PSA cộng lại. Rõ ràng là tỉ lệ giữa Free PSA và Total PSA có liên quan đến tình trạng của một người có bị ung thư hay không. Tỷ lệ càng cao càng an toàn. Đó là trường hợp PSA từ 4.00 ng/mL to 10 ng/mL. Dưới đây là nguồn tin từ American Medical Association.

% of free PSA (when total PSA is between 4.0-10.0 ng/mL)	Probability of prostate cancer
0% - 10%	56%
10% - 15%	28%
15% - 20%	20%
20% - 25%	16%
Greater than 25%	8%

Journal of the American Medical Association, ngày 20-5-1998.

Như quí vị thấy, PSA tôi tháng Mười, 2015, tỷ lệ free PSA và total PSA là 1.57/15.9 = 9.9 %. Nhưng tháng Năm 2016, tỷ lệ free PSA percentage lên tới .2/0.95 = 21.1 %. Như vậy tỷ lệ này tăng gấp đôi. Không rõ có hợp lệ khi dùng bản American Medical Association, May 20, 1998 hay không. Tuy nhiên free PSA tăng gấp đôi là dấu hiệu tốt. Hay chính xác hơn, PSA dưới 1 ng/mL là an toàn. Một cách tổng quát, Số điểm PSA từ 0 đến 2.5 ng/mL là tốt. Hơn nữa tôi thấy khoẻ mạnh ngủ được, ăn uống ngon miệng, khi đi đứng hay tập thể dục không bị đau cơ thể nữa; có nghĩa là tôi không còn bị ung thư.

Tại thời điểm nầy, tôi cần kiểm nghiệm hiệu quả của Lupron hormone therapy, dược thảo thiên nhiên và các thuốc phụ. Vì vậy, tôi sẽ ngưng thử nghiệm PSA trong một thời gian, và lắng nghe sự biến đổi của cơ thể hàng ngày. Nếu thấy cơ thể đau trở lại, tôi sẽ thử máu lại. Nếu không còn bị đau thân thể, tôi sẽ tiếp tục dùng dược thảo thiên nhiên, và các supplements cũng như cách ăn uống đã được áp dụng. Một ngày nào đó, tôi sẽ thử PSA lại, hay có thể nhiều test khác để chứng minh tuyệt đối rằng tôi đã chiến thắng bệnh ung thư 100%. Chiến lược của tôi là quan sát cơ thể để điều chỉnh gia tăng hay giảm thiểu mức độ dùng các supplements.

Tôi nghĩ, chỉ chú trọng độc nhất vào chữa trị bằng phương pháp chính thức với giả thuyết, đây là giai đoạn nghiên cứu phương pháp chính thức một mình thôi. Tuy nhiên cho phép dùng thêm supplements và dược thảo thì thật công hiệu. Các cuộc nghiên cứu của Tiến sĩ Beljanski năm 1971 xác nhận điều đó [xin xem sách của Walker, p.125]. Bài khảo cứu mô tả cuộc thí nghiệm bệnh lymphoma ở loài chuột. Chúng được chia làm 4 nhóm để thí nghiệm. Loại không được chữa, loại chỉ được chemotherapy, loại chỉ được trị bằng Raowolfia Vomitoria extrat của Beljanski, và loại vừa được chemotherapy vừa được trị bằng Raowolfia Vomitoria extract. Kết quả là loại không được điều trị đều chết trong vòng một tháng như dự liệu. Loại chỉ được trị bằng chemotherapy chỉ sống được 45% trong 90 ngày, loại chỉ được trị bằng Raowolfia Vomitoria extrat của Beljanski, có 30% được sống 90 ngày. Ngạc nhiên thay, loại được trị liệu bằng cả hai cách chemotherapy và Raowolfia Vomitoria extract, tất cả đều sống sót.

Tại thời điểm nầy, PSA tôi đã giảm tới gần mức độ zero, nhưng tôi chưa tin rằng chỉ có PSA là một yếu tố độc nhất để khẳng định rằng ung thư tuyến tiền liệt với chỉ số 8 Gleason đã được chiến thắng. Có nhiều dữ kiện đóng góp vào giải đáp cho câu hỏi: Làm sao có thể xác định nhờ đâu mà bệnh ung thư tuyến tiền liệt đã khỏi hẳn? Phải chăng đó là kết quả của phương pháp Hormone Therapy? Hay đó là nhờ các supplements tôi đang dùng? Phải chăng nhờ tập thể dục hàng ngày? Có thể phải lắng nghe các biến chuyển trong cơ thể mỗi ngày? Phải chăng còn nhiều yếu tố chủ yếu khác? Phải chăng cần tổng hợp nhiều yếu tố khác nhau để đưa đến kết luận? Hẳn nhiên tôi phải tham khảo với các bác sĩ ngành tiết niệu và ung thư về chiến lược "Chờ và Quan sát chủ động". Có thể tôi cần thử một "advanced test" không xâm phạm cơ thể mà tôi đã học hỏi trong Chương 8 chăng?

```
Printed: 10/07/15  -0848      N o r m a n   R e g i o n a l           Page: 1
Norman Regional Hospital      Laboratory Services          James W. Seay, MD, FCAP
Moore Medical Center                                       Stephen C. Ingels, MD, FCAP
Healthplex Laboratory                                      Eric J. Thompson, MD, FCAP
Robinson Medical Plaza                                     Robert S. Littlejohn, MD, FCAP

Patient: THUONG,TRAN V                     Location: NLAB    Room:
Age/Sex: 75/MALE          Acct#:           Ord Phys: Ray,Michael T, DO
   DOB:                   MR#:             Copies To: Ray,Michael T, DO

Specimen #: 1002:RS00001R        Collected: 10/02/15 0719      Status: COMPLETE
Ordered:    PSA FR AND TTL

  [ H = High   L = Low   ** = Abnormal   * = Critical   # = Significant Change ]

    Test        |     Normal     |    Abnormal    |Flg|   Reference    |Loc

 PSA FR AND TTL |                |                |   |                |
   TOTAL PSA    |                |      15.90     | H |0.00-2.50 NG/ML |RML
   FREE PSA     |                |       1.57     | H |0.00-0.41 NG/ML |RML
                | Test performed at RML Tulsa
                | 4142 S Mingo Rd, Tulsa OK 74146
                | CLIA# 37D2031514, Cindi Starkey, MD - Lab Director

RML - REGIONAL MEDICAL LABORATORY
      Regional Medical Laboratory
      1923 S. Utica Ave, Tulsa, OK 74104-6502
```

LabCorp   **Patient Report**

Specimen ID: 090-298-3820-0   Acct #:   Phone: (954) 485-3322   Rte: 28
Control ID: 25908087

THUONG, TRAN VAN   Health Testing Centers
                                               2760 W. OAKLAND PARK BLVD.
                                               FORT LAUDERDALE FL 33311

(405) 310-4404

Patient Details	Specimen Details	Physician Details
DOB:	Date collected: 03/30/2016 1428 Local	Ordering: C DAVIS
Age(y/m/d): 075	Date entered: 03/30/2016	Referring:
Gender: M SSN:	Date reported: 04/01/2016 0818 Local	ID: 1144360256
Patient ID:		NPI: 1144360256

General Comments & Additional Information
Alternate Control Number: 25908087   **Alternate Patient ID:** Not Provided
Total Volume: Not Provided   **Fasting:** No

Ordered Items
PAP + PSA; Venipuncture

TESTS	RESULT	FLAG	UNITS	REFERENCE INTERVAL	LAB
PAP + PSA					
Prostatic Acid Phos, Serum	1.6		ng/mL	0.0 - 3.5	01
DPC Immulite 2000 methodology.					
Prostate Specific Ag, Serum	2.7		ng/mL	0.0 - 4.0	02

Roche ECLIA methodology.
According to the American Urological Association, Serum PSA should
decrease and remain at undetectable levels after radical
prostatectomy. The AUA defines biochemical recurrence as an initial
PSA value 0.2 ng/mL or greater followed by a subsequent confirmatory
PSA value 0.2 ng/mL or greater.
Values obtained with different assay methods or kits cannot be used
interchangeably. Results cannot be interpreted as absolute evidence
of the presence or absence of malignant disease.

01	BN	LabCorp Burlington	Dir: William F Hancock, MD
		1447 York Court, Burlington, NC 27215-3361	
02	DA	LabCorp Dallas	Dir: CN Etufugh, MD
		7777 Forest Lane Suite C350, Dallas, TX 75230-2544	

For inquiries, the physician may contact Branch: **800-762-4344 Lab: 972-598-6000**

≣LabCorp   **Patient Report**

Specimen ID: 112-298-1276-0   Acct #:   Phone: (954) 485-3322   Rte: 28
Control ID: 26375611

THUONG, TRAN VAN   Health Testing Centers
                                                  2760 W. OAKLAND PARK BLVD.
                                                  FORT LAUDERDALE FL 33311
(405) 310-4404

Patient Details	Specimen Details	Physician Details
DOB:	Date collected: 04/21/2016 0929 Local	Ordering: C DAVIS
Age(y/m/d): 076	Date entered: 04/21/2016	Referring:
Gender: M SSN:	Date reported: 04/23/2016 0911 Local	ID: 1144360256
Patient ID:		NPI: 1144360256

General Comments & Additional Information
Alternate Control Number: 26375611   **Alternate Patient ID:** Not Provided
Total Volume: Not Provided   **Fasting:** No

Ordered Items
PAP + PSA; Venipuncture

TESTS	RESULT	FLAG	UNITS	REFERENCE INTERVAL	LAB
PAP + PSA					
Prostatic Acid Phos, Serum	2.4		ng/mL	0.0 - 3.5	01
DPC Immulite 2000 methodology.					
Prostate Specific Ag, Serum	1.5		ng/mL	0.0 - 4.0	02

Roche ECLIA methodology.
According to the American Urological Association, Serum PSA should
decrease and remain at undetectable levels after radical
prostatectomy. The AUA defines biochemical recurrence as an initial
PSA value 0.2 ng/mL or greater followed by a subsequent confirmatory
PSA value 0.2 ng/mL or greater.
Values obtained with different assay methods or kits cannot be used
interchangeably. Results cannot be interpreted as absolute evidence
of the presence or absence of malignant disease.

01	BN	LabCorp Burlington	Dir: William F Hancock, MD
		1447 York Court, Burlington, NC 27215-3361	
02	DA	LabCorp Dallas	Dir: CN Etufugh, MD
		7777 Forest Lane Suite C350, Dallas, TX 75230-2544	

For inquiries, the physician may contact Branch: **800-762-4344** Lab: **972-598-6000**

Date Issued: 04/23/16 0924 ET   **FINAL REPORT**   Page 1 of 1
This document contains private and confidential health information protected by state and federal law.   © 1995-2016 Laboratory Corporation of America® Holdings
If you have received this document in error, please call 972-598-6000   All Rights Reserved   Enterprise Report Version: 1.00

Printed: 05/19/16 -1113   N o r m a n   R e g i o n a l   Page: 1
Norman Regional Hospital   Laboratory Services   James W. Seay, MD, FCAP
Moore Medical Center   Stephen C. Ingels, MD, FCAP
Healthplex Laboratory   Eric J. Thompson, MD, FCAP
Robinson Medical Plaza   Robert S. Littlejohn, MD, FCAP

Patient: THUONG,TRAN V   Location: NDPL   Room:
Age/Sex: 76/MALE   Acct#:   Ord Phys: Nawaz,Mudassir, MD
    DOB: MR#:   Copies To: Nawaz,Mudassir, MD

Specimen #: 0516:RS00003R   Collected: 05/16/16 0922   Status: COMPLETE
Ordered: PSA FR AND TTL

     [H = High   L = Low   ** = Abnormal   * = Critical   # = Significant Change]

Test	Normal	Abnormal	Flg	Reference	Loc
PSA FR AND TTL					
TOTAL PSA	0.95			0.00-2.50 ng/mL	RML
FREE PSA	0.20			0.00-0.41 ng/dL	RML

RML - REGIONAL MEDICAL LABORATORY
     Regional Medical Laboratory
     1923 S. Utica Ave, Tulsa, OK 74104-6502

Tham Chiếu

[Cohen] Dr. Jay S. Cohen, *Prostate Cancer Breakthroughs 2014: New Tests, New Treatments, Better Options: A Step-by-Step Guide to Cutting-Edge Diagnostic Tests and 12 Medically-Problem Treatments*, ISBN: 978- 0988710504 (http://www.prostatecancerbreakthroughs.com)

[Goldstone1] Daniel J. Goldstone, *Advanced Prostate Cancer and Me: How I Reduced my PSA 100% Holistically*, ISBN: 978-1441502247

[Goldstone2] Daniel J. Goldstone, *I Beat Cancer Holistically: Protocols for Breast, Colon, Lung, and Prostate Cancer*, ISBN: 978-1600477836

[Guess] Guess, BW, et al., *Modified citrus pectin (MCP) increases the prostate-specific antigen doubling time in men with prostate cancer: a phase II pilot study.* Prostate Cancer Prostatic Dis, 2003;6(4): 301-4.

[Katz] Dr. Aaron E. Katz, *Dr. Katz's Guide to Prostate Health From Conventional to Holistic Therapies*, ISBN: 978-1893910379

[Reuter] Reuter, S., Gupta, Chaturvedi, and Aggarwal, *Oxidative stress, inflammation, and cancer: How are they linked?*, Free Radic Biol Med. 2010 Dec 1: 49(11): 1603-1616 (http://www.ncbi.nlm.nih.gov/pmc/articles/PMC2990475/)

[Strum] Strum, S, et al. *Modified citrus pectin slows PSA doubling time: A pilot clinical trial.* International Conference on Diet and Prevention of Cancer. 1999. Tampere, Finland.

[Walker] Morton Walker, DPM, *Cancer's Cause, Cancer's Cure: The Truth about Cancer, It's Causes, Cures, and Prevention*, ISBN: 978-1936449101

Phụ Lục

Dưới đây là tài liệu và các tham chiếu. Đa số là các bài nghiên cứu của các giáo sư đại học, đồng nghiệp phê bình vấn đề bản chất chống ung thư đủ loại của các thuốc phụ, chưa được cơ quan Hoa Kỳ FDA chính thức chấp nhận. Các bài nghiên cứu và phê bình từ các đồng nghiệp được sắp xếp bằng bằng phân loại mỗi đề tài.

1. http://www.generalhieu.com/snoulthuong-2.htm
2. http://www.patriotfiles.com/archive/generalhieu/chinhnghia_arvn-2.htm

Đây là những tin tức tổng quát của khoa học gia đã khám phá:

3. "If you are undergoing chemotherapy or radiotherapy, you need to know about RNA-fragments"
4. "The Columbia Connection"
5. "How One Man's Courage is Helping Cancer Patients Across America"
6. "Golden Leaf Ginkgo Extract for Radiation Protection and Skin Fibrosis"
7. "Prostabel Reduces Men's PSA Counts" Nguồn: *HealthyLivinG*
8. "Prostabel—Men's Serious Prostate Health Support" Nguồn: *HealthyLivinG*
9. "High PSA, Negative Biopsy, Now What?"

10. "Extracts of Pao Pereira and Rauwolfia Vomitoria Show Promise to Enhance Prostate Health" Nguồn: http://www.townsendletter.com/July2012/walker0712.html

11. "Beljanski's Products" Nguồn: http://michelescancerblog.blogspot.com/2013/07/beljanski-products.html

Một nguồn tin hữu ích cho bệnh AIDS:

"Cancer and AIDS the victory? The results of a thirty year research in molecular biology" Nguồn: http://www.whale.to/cancer/beljanski1.html

Tin tổng quát về sự lựa chọn phương pháp tổng hợp (integrated treatment):

12. Nguồn: http://www.self-helpcancer.org/

Tin tổng quát về chữa bệnh toàn diện (holistic prostate treatments):

13. "The Holistic Approach to Prostate Health" Nguồn: *Integrative Medicine, A Clinician's Journal*

Tổng hợp nhiều loại thuốc của bài nghiên cứu được thông tin từ một phòng chữa bệnh, về biomarker tests để khám phá ung thư tuyến tiền liệt

14. "New Biomarker Tests for Prostate Cancer"

15. "Advanced Cancer Diagnostics, Early Detection and Reliable Monitoring" Nguồn: http://advancedcancerresearchinstitute.com/advanced-cancer-diagnostics-detection-and-monitoring-free-info/

Tác Giả khác:

16. Charlie Redd Nguồn: http://www.yananow.org/display_story.php?id=162

17. George Hardy Nguồn: http://www.yananow.org/display_story.php?id=376

Pao Pereira/ Rauwolfia vomitoria:

18. "Inhibition of pancreatic cancer and potentiation of gemcitabine effects by the extract of Pao Pereira" Nguồn: *Oncology Reports*

19. "Pao Pereira Extract Suppresses Castration-Resistant Prostate Cancer Cell Growth, Survival, and Invasion Through Inhibition of NFkB Signaling" Nguồn: *Integrative Cancer Therapies*

20. "Beta-Carboline Alkaloid-Enriched Extract from the Amazonian Rain Forest Tree Pao Pereira Suppresses Prostate Cancer Cells" Nguồn: *Journal for the Society for Integrative Oncology*

21. "Two Herbal Extracts for Protecting Prostate Cell DNA" Nguồn: *Integrative Medicine*

22. "Anti-prostate cancer activity of a beta-carboline alkaloid enriched extract from *Rauwolfia vomitoria*" Nguồn: *International Journal of Oncology*

Important News for Chemotherapy and Radiotherapy Patients

Excerpted with permission from HealthyLivinG Magazine
(HealthyLivinGMagazine.us)

If you are undergoing chemotherapy or radiotherapy, you need to know about RNA-fragments.

A platelet is a colorless blood cell necessary for normal blood clotting; without them, the body has no secondary mechanism to stop internal bleeding. They also prevent the leakage of red blood cells from an uninjured blood vessel. By design, platelets are not long-lived in the body and usually are around only about nine days, so your body must constantly re-manufacture its platelets to replace those it loses.

This indifference to these colorless cells all change when people undergo chemotherapy or radiotherapy for cancer treatment. But why are platelet levels such a problem to cancer patients, anyway?

The normal blood platelet count ranges from 150,000 to 450,000 for every cubic millimeter of blood for a healthy individual. However, radiotherapy and chemotherapy attack not only cancer cells but also the body's healthy bone marrow, gastrointestinal tract, and mouth. The bone marrow is where blood cells are manufactured, and if the levels of platelets become too low, as they frequently do during chemotherapy or radiotherapy, treatment must be stopped.

Thrombocytopenia is when platelets are lost from the bloodstream faster than they can be replaced. "The result is that all of a sudden you get incredibly low levels of both white blood cells, for which we have some drugs now, and platelets, for which we can't do anything other than transfusions and wait," says Dr. James Grutsch, clinical trial consultant to the prestigious Cancer Treatment Centers of America (CTCA), a network of regional hospitals throughout the U.S. that is dedicated to fighting cancer with the very latest and most successful integrative tools from both conventional and complementary medicine.

Although the pharmaceutical industry has come up with drug that are able to help the body to maintain white blood cell counts, the same is not so for its platelets.

Many chemotherapy and radiotherapy protocols, which might otherwise have saved the lives of cancer patients, are halted at least temporarily because of dangerously low platelet counts, Dr. Grutsch told us. "It's a major problem in cancer treatment."

At the Cancer Treatment Centers of America, the oncologists and medical experts are constantly seeking out real ways to help patients fight back against cancer and get through their chemotherapy and radiotherapy.

RISING HOPE AND THE LANDMARK WORK OF MIRKO BELJANSKI, PhD.

Ironically, in the late 1970s, Dr. Grutsch was a young researcher at the Pasteur Institute in Paris where the great molecular biologist Mirko Beljanski was one of the elite scientists peering into the very molecular secrets of life.

"In those days, the Pasteur Institute was the leading institute of molecular biology in the non-English-speaking world," Dr. Grutsch said. But Beljanski's research priorities came into direct conflict with those of Jacques Monad, the director of the institute, who claimed DNA to be an omnipotent molecule. Dr. Beljanski was pioneering research into ribonucleic acid (RNA) and proving RNA indeed spoke back to DNA and gave it new information that changed its blueprint. "Monad was brilliant, and like many brilliant people, if you did not follow his lead he could be very difficult to work with. The French researchers were in those days very driven and worked very hard and were very competitive." Dr. Grutsch told us. "I read his work, though, and I thought about it. Beljanski was right on target, and if he survived all those years under a director like Monad—who did not tolerate dummies—he must have been a darn good scientist. He had done all of the work to show us that we could actually save lives with RNA."

In 1969, Dr. Beljanski discovered small RNAs that transmitted hereditary characters absent in the DNA. In 1974, he became the first biologist to detect reverse transcriptase in bacteria. He then went on to find a technique to produce small primer-RNAs capable of helping bone marrow stem cells accelerate the production of white blood cells and platelets when many of these cells have been destroyed by conventional chemotherapy or radio-therapy. Currently, all the data show that these RNA fragments work only on the DNA of healthy cells, never that of cancer cells.

In 1979 in the peer-reviewed journal Experimental Cell Biology (47;3:218-25), Dr. Beljanski reported that ribosomal RNA from Escherichia coli is fragmented by pancreatic ribonuclease, leading to the appearance of particular RNA fragments. 'Some of these fragments act as primers for in vitro replication of DNA extracted from blood cell and platelet-forming tissues."

They restored "in a rapid and harmless way, normal circulating leukocyte and platelet levels when these have been drastically decreased by various chemotherapeutic agents mainly used in anticancer therapy. Imbalance between polynuclear and lymphocyte count...by cyclophosphamide can be rapidly corrected by treating...with active RNA fragments."

FINALLY, PLATELET SUPPORT FOR CANCER PATIENTS

Now fast forward to June 2007. Dr. Grutsch was crunching data, and it was looking good for the use of a test product with RNA fragments with the approximately 70 patients who had participated in the study.

Beljanski was right after all—these RNA fragments could accelerate the replacement of platelets in patients undergoing very aggressive therapy for cancer.

"The product was clearly helping the patients to maintain their platelet counts," Dr. Grutsch said. "This was a very exciting result. A natural product was helping our patients in a meaningful way to get through their chemotherapy. Many of these patients had failed several rounds of chemo-therapy—we had some patients with 10 or 11 uncompleted cycles—and high doses of these RNA fragments appeared to be helping these patients complete therapy on time and without a reduction in their doses. They had all sorts of cancer—breast, pancreatic, colon, lung. The thing they had in common was their chemotherapies were particularly aggressive—and with incredible failure rates. These were very challenging patients who had failed 9 or 10 earlier rounds."

This is such an important finding that Dr. Grutsch and the CTCA are anxious to begin enrolling patients in a larger clinical trial.

"Our next step is going to be to do a randomized clinical trial, which we hope will begin in January 2008. I think we are going to do some really important clinical trials now. The reason you do them right now is because if RNA therapy proves out in a larger randomized trial, it is a tool that will be important to cancer patients immediately.

"You really want to treat these people in a timely fashion, twice a month, and you could probably increase cure rates by a significant level. This could potentially be very important, and we want to be the first to discover it," he emphasized.

How difficult will it be to recruit patients? "Once our oncologists realize something potentially works, they are very good at recruiting all the patients; recruiting patients will not be an issue. You have to believe that the product has a real likelihood of working based on our first clinical trial. We are getting real experience with this product and feel really comfortable with it. But we have to keep going with more clinical trials, just as if we were working with an actual drug, because oncologists like lots of data points, as well they should. The things they do are challenging—just keeping patients alive from treatment cycle to treatment cycle. They have to know what they have to work with."

BUT, WHAT ARE RNA-FRAGMENTS?

As a biochemist, Dr. Beljanski knew that any cell, in order to duplicate, needs special and specific "primers" to catalyze the process of cell duplication. Besides the initial step of cell division, there is no other intention of these RNA fragments. All organisms function this way.

Dr. Beljanski prepared short fragments of RNA primers and found a natural way to extract purinerich nucleotides from Escherichia coli K12. (It must be noted that K12 is recognized by the National Institutes of Health as a totally innocuous E. coli strain.) These RNA fragments do not interfere with other cells. They simply support the body's ability to naturally enhance the generation of white blood cells and platelets.

"I think of the RNA fragments as food," said Dr. Grutsch, "a concentrated source of RNA. This product is food because RNA fragments can be essential nutrients. I know most people don't realize this. They're not up with the latest nutritional information. Every time you eat salads or meat, you are eating RNA, so your diet already has a large quantity of RNAs. But you get patients who are stressed, and if you give them the long-chain RNAs from this product, they actually maintain healthy platelet counts. We've tried other very similarly conceived ideas from other sources proclaiming to do the same thing, and they did not do it. There is some-thing about what Beljanski specifically uncovered that is completely unique.

"Our patients recovered faster. One of the biggest innovations is that the Food and Drug Administration now requires baby formula manufacturers to put long- and short-chain RNAs in their products too, so babies have less rounds of diarrhea. RNAs seem to be essential nutrients, especially if your body is under incredible physiological stress. But this information was really only uncovered in the last 10 to 15 years and, again, Beljanski provided so many of the research findings first and most accurately. Today, the data are overwhelming . In the last 10 years, of course, we have discovered that short-chain RNAs do all sorts of important things.

"Dr. Beljanski was 40 years ahead of his time. He spent his whole career trying to figure out what controls DNA replication. Part of this process is a small RNA molecule that has to exist for DNA replication to occur. However, while other researchers went on to different issues, Beljanski persisted in peering into the mysteries of life throughout his career."

Dr. Grutsch, nearly three decades removed from his blissful early days at the Pasteur Institute, has all the enthusiasm of the young scientist who thinks he can leave his mark on the scientific world thanks, of course, to the breakthrough work of Dr. Beljanski, a scientist who studied the very nature of life.

....

Resources

For more information about Dr. Beljanski's scientific research, please visit: www.beljanski.com

The Columbian Connection

By L. Stephen Coles, MD PhD

Excerpted with permission from HealthyLivinG Magazine
(HealthyLivinGMagazine.us)

Today, prostate cancer is the second most common cause of cancerous death among men worldwide, in particular throughout Europe and the United States. When prostatic tissue is examined microscopically, cancer is found in 50 per cent of males over age 70 and in virtually all males over age 90. Most of the time, such cancers never cause symptoms, but 3 percent of men exhibiting diseased prostate tissue changes die of the malignancy.

In fact, many men with prostate cancer now know it is probably not invasive and that they will die of other causes long before it ever spreads. Thus, extreme treatment isn't always the right way to go.

However even if it is not lethal, prostate cancer or enlargement can cause uncomfortable side effects that negatively impact a man's quality of life, such as problems urinating (i.e., a weak stream, getting up frequently at night, feeling the need to urinate but not actually doing so, etc.). These problems do not necessarily call for surgery but are too uncomfortable to ignore, and men in this situation need a less invasive solution.

One person who recognized this need is Columbia-based physician, Dr. Aaron Katz, a main stream urologist with a reputation as one of New York's leading prostate experts, according to *New York* magazine. Based at Columbia University, he is the director of the Center for Holistic Urology at the university's Physicians and Surgeons Hospital.

Dr. Katz was interested in research conducted by French molecular biologist Mirko Beljanski, PhD, (1923-1998) who spent over 25 years at the prestigious Pasteur Institute in Paris, France, studying DNA replication and transmission. Beljanski discovered that toxic molecules and carcinogens from the environment actually damage the physical structure of DNA, which he called DNA destabilization, leading to diseases such as cancer. He then looked for natural molecules that could help the body rid itself of the cells with damaged DNA while leaving the healthy cells unharmed. It was the molecules that Beljanski discovered, the plant extracts pao pereira and Rauwolfia vomitoria, that caught Dr. Katz's attention.

Dr. Katz met with Beljanski's daughter, Sylvie Beljanski, and his widow, Monique, who provided him with the background and explained the interest that was always shown by Beljanski in plants and treatments devoid of toxicity.

"I asked Sylvie a lot of questions about her father," he recalled. The two had several meetings at their New York City offices in which they discussed her father's work. She shared with Dr. Katz her father's many peer-reviewed scientific articles and research results, especially his applied research after leaving the Pasteur Institute.

Dr. Katz recalls, "I brought home a lot of reading material!" Bringing fresh eyes to Dr. Beljanski's research seemed to work. "I thought his science was excellent and definitely many decades ahead of his time. He was definitely the first to open up the whole field of structural DNA and in this alone his vision of the secrets of life was wholly unique and powerful.

"The next step was to take Beljanski's body of work and study it just as if it were any other pharmaceutical drug."

Everything had to be redone, he told Sylvie. American doctors want to see data from American labs. All the work Beljanski had done would have to be repeated in America and reconfirmed if it were to become accepted into the mainstream, and it would need to be extended into clinical trials. First Beljanski's basic findings pertaining to the plant extracts had to be tested again and confirmed in the Columbia University center's laboratory.

Dr. Katz had to start from the very beginning with the scientific team of his department, with cells in culture and then mice grafted with cancer cells.

Their research paid off big time with a notable peer-reviewed article in the November 2006 (29:1065-73) issue of the International Journal of Oncology that was titled, "Anti-prostate cancer activity of a beta-carboline alkaloid enriched extract from Rauwolfia vomitoria." Debra L. Bemis, PhD, and other top researchers from the Department of Urology College of Physicians and Surgeons, Columbia University Medical Center and the Center for Holistic Urology, reported on the anti-prostate cancer activity of this extract in vitro and in vivo.[1] In other words, the extract was significantly interfering with the progression of cancer much as Beljanski's own research had shown. Katz had done one of the most important things in science: he had independently confirmed another researcher's findings.

Indeed, Dr. Bemis went further and stated in an interview with the authors, "Our studies thus far indicate that both the rauwolfia and pao extracts suppress prostate tumor cell growth in culture, in vitro and also in vivo, but it appears to accomplish this effect through different mechanisms which we studied accurately." The data from the pao pereira studies was then published in the Journal of the Society for Integrative Oncology.[2]

"We found there was real scientific evidence that the combination of Rauwolfia vomitoria and pao pereira in a single dose, had a powerful inhibitory effect on the ability of prostate cells to grow and divide. That was very interesting to our team," said Katz.

A clinical trial began in 2006 and enrolled some 42 patients with elevated prostate specific antigen (PSA) readings (averaging 8 to 10 on the PSA scale) and a negative biopsy—a group of men that in the industrialized world numbers in the millions.

One of the primary goals of the clinical trial was to determine if the plant extracts were safe. The research team did a dose escalation trial. The trial started at two capsules but has gone much higher, and so far all doses tested have been without side effects.

"We now know that this combination of Beljanski's extracts can significantly lower PSAs in a 12-month period. Also we have had very few patients convert to prostate cancer and have found a number of patients who have had a dramatic improvement in their urinary symptoms. Men are clearly having less frequency, better streams and better flow rates. They are not getting up at night as often.

"The bottom line is that it appears our early results are reason to be very encouraged by Beljanski's extracts' ability to lower PSA and help older men urinate better, too."

So how important are Beljanski's findings to men's health? "There are a lot of men undergoing PSA screening," Dr. Katz said. "The PSA supposedly stands for 'prostate specific antigen' but I say it is more accurately 'patient stimulated anxiety.' When a man's PSA is elevated, there could be many reasons for this, having nothing to do with cancer. But what we know now is that these cells that are growing can develop into cancer, and we would like to stop them from doing so. Also if the cells keep growing even in benign fashion, they will grow around the urethra and push in on it and provoke urinary symptoms in men. That's where we want to lower the growth and division of prostate cells—and that's what we think we have shown with the extracts.

"Dr. Beljanski's fundamental vision has paid off in the way so many hoped for in his own lifetime. This compound has all of the molecular and biochemical studies showing why it works, how it actually recognizes the three-dimensional structure through the laddering and bonding of cancer DNA. He really did get it right," said Dr. Katz. "This is something that has great potential to help patients."

....

References

1. Bemis, D.L., el al. Anti-prostate cancer activity of a beta-carbo line alkaloid enriched extract from Rauwolfia vomitoria. Int J OnCol. 2006 Nov;29(5):1065-73.
2. Bemis DL, Capodice JL, Gorroochurn P, Katz AE, Buttyan R. Carboline alkaloid-enriched extract from the Amazonian rain forest tree Pao pereira suppresses prostate cancer cells. J Soc Int Oncol. 2009 Spring;7(2): 59-65.

How One Man's Courage is Helping Cancer Patients Across America

by David Steinman and L. Stephen Coles, MD, PhD
Excerpted with permission from HealthyLivinG Magazine
(HealthyLivinGMagazine.us)

The history of science is filled with stories of men and women who, with their breakthrough discoveries, challenged the existing powerful interests of their day. These heroes of science (who often became political heroes as well) often demonstrated great courage to face off against extremely well-funded, established and profitable cartels like the intertwined interests of the chemical and food industries and the cancer and medical establishments. These scientific pioneers frequently suffered greatly for their courage in advocating truth over traditional theories, however unpopular and unwanted the truth may have been—at least by the most powerful moneyed interests.

Take, for example, Ignaz Philipp Semmelweis, born in 1818, an Austrian-Hungarian physician called the "savior of mothers." He discovered, by 1847, that the incidence of puerperal fever could be drastically reduced by implementing hand washing standards in obstetrical clinics. Puerperal fever (or childbed fever) was common in mid-19th century hospitals and often fatal, with mortality rates as high as 35 percent.

In 1847, as head of Vienna General Hospital's First Obstetrical Clinic, where doctors' wards had three times the mortality rates of those run by midwives, Semmelweis postulated that doctors who touched cadavers should wash with chlorinated lime solution prior to examining live patients. Despite his 1861 book which recounted statistically significant clinical trials where hand washing reduced mortality rates below one percent, Semmelweis' practice only earned widespread acceptance years after his death, when Louis Pasteur confirmed the germ theory.

In *The Secret History of the War on Cancer,* author Devra Lee Davis, PhD, tells how following World War II, the great industrial doctor and scientist Wilhelm Hueper discovered while working for Dupont that the benzidine dyes the company produced were causing occupational cancers. The company responded by suppressing his work and prohibiting him from ever visiting its industrial plants again. Hueper went to work for the recently formed National Cancer Institute where instead of being allowed to pursue his work, he was persecuted and branded as a communist, again because of the inordinate industry pressure from without and within the NCI.

Cancer prevention and treatment have become political because there is so much money at stake when it comes to protecting the profitable treatments that are sanctioned by the mainstream medical establishment and the commercial uses of toxic chemicals supplied by huge corporations. Like Semmelweis and Hueper, many scientists have been compelled to spread the news of their break through scientific discoveries for the public good, but the truth is often inconvenient, and sometimes the last thing society—and especially powerful petrochemical, medical, pharmaceutical, and agricultural interests—want to hear.

Yet history also shows that ultimately the truth wins out, and it is often a courageous few who protect the many.

A COURAGEOUS MOLECULAR BIOLOGIST IN FRANCE

Ironically, one such scientist, Mirko Beljanski (1923-1998), spent a quarter of a century performing much of his controversial research at the prestigious Pasteur Institute, the leading non-English speaking molecular biology institute in the world. Yet, although the Institutes own founders advocated the controversial findings of Semmelweis, in this case, Beljanski's work was strongly suppressed rather than supported. This is a story of courage and heroism worth telling.

Dr. Beljanski's key discoveries were that destabilized deoxyribonucleic acid (DNA) is a fundamental cause of cancer and that ribonucleic acid (RNA) can actually alter the master DNA blueprint. Today, his discoveries have become critical to developing selective nontoxic treatments for cancer, and to initiating an entirely new and important method of screening chemicals for toxicity. Beljanski's work with RNA fragments (as well as golden-leafed Ginkgo) have also led to an enormous breakthrough for support for cancer patients undergoing chemotherapy and radiation.

Beljanski's contributions in the field of cancer prevention and therapy, while known in his own time and appreciated by European doctors, immunology experts, and other clinicians, were particularly controversial in his beloved France, whose leading scientists at the Pasteur Institute were focused entirely on the mutational theory of cancer—and on winning the Nobel Prize! The story of Nobel Prize winner Jacques Monad and Beljanski, scientific rivals at the Pasteur Institute, is a classic.

Mirko's findings challenged France's prevalent orthodoxy of genetic research that was centered on the primacy of cellular DNA as the ultimate blue print of biological and genetic fate. Beljanski was a man who saw what others had only abstracted. He saw the three-dimensional changes to DNA structure. By his way of seeing DNA with spectrophotometry, he revealed

72

the damaging effects of chemicals on the conformational structure of DNA before or without mutations in the genes. Beljanski's ability to interpret damage to the DNA double helix and assign meaning to what he saw in his scientific spectrophotometry (which was confirmed by the enhancement in DNA synthesis in vitro) represented a critical breakthrough in our understanding of cancer causation and treatment. Mutations in the DNA might only appear later, and by then it is often too late to reverse the damage.

Yet Beljanski's observations didn't fit into the scientific dogma of his day. Not only was he opposed by Monad, but the most dangerous attacks came from the French medical establishment after French President Francois Mitterrand successfully used the Beljanski formulas to prolong his own life in his battle with prostate cancer. Sadly for the rest of the world, once Mitterrand died, the French pharmaceutical and medical bureaucracy successfully attacked Beljanski mercilessly, suppressing his new discoveries for decades, and denying cancer patients potentially life-saving help. Most tragically, Beljanski was indicted in his beloved homeland and all of his scientific tools and writings were taken from his laboratory and destroyed. In America, of course, the Constitution guarantees a speedy trial and due process, but in France this slow torture of a scientist was condoned. Yet the European Court of Human Rights, when confronted with the evidence, later found that France had violated Beljanski's basic human rights. In Beljanski's case, in his adopted and beloved homeland of France, we have a shameful example of the harassment of a brilliant scientist who worked on behalf of the good of humanity.

In researching Beljanski's career, we became so absolutely troubled by what was done to him and the implications of his work—but we were also heartened by the greater receptivity to his findings here in the United States within our more liberalized health and medical system—and by the passion and determination of people who are dedicated to keeping Dr. Beljanski's flame burning brightly.

Despite the opposition he faced, Beljanski managed to publish more than 130 studies in peer reviewed scientific publications including those he authored with Nobel Prize winner Severo Ochoa. Beljanski's studies are being belatedly recognized as major contributions to the field of environmental medicine, particularly in cancer prevention and treatment and for innovative effective cancer support therapies (thanks to his RNA fragments).

The treatments based on Beljanski's molecules are being today used throughout Europe and North America by medical doctors and thousands of cancer patients: and, with more than one million Americans diagnosed with cancer each year, the number of patients who could potentially benefit from the Beljanski molecules is truly staggering. Beljanski's molecules could help millions of people globally to prevent and fight cancer. The public needs to know about Beljanski's research, particularly people who are dealing with cancer now.

Fortunately, the work of Beljanski is currently enjoying a renaissance because major institutions including Columbia University and the Cancer Treatment Centers of America have demonstrated the efficacy and mechanism of action of the Beljanski molecules. Now it ls time for their use to become the backbone of mainstream cancer treatment and for widespread acceptance of Beljanski's method of observing cellular damage to screen substances for carcinogenicity.

Indeed, Beljanski's findings are infiltrating into the mainstream cancer establishment that once persecuted or, even worse, ignored him. It is as if he is more alive now than ever. Beljanski's fundamental research and its dissemination may finally help the global health community win the war on cancer with improvements in prevention and treatment that truly offer a breakthrough that is desperately needed.

Beljanski's findings also offer a means of identifying a whole new class of chemicals that should be identified as early carcinogens, or what some experts refer to as pro-carcinogens or cancer promoters. These environmental chemicals cause cumulative damage to the cell's structural materials independent of genetic mutations. Indeed, it is as if genetic mutation tells only a small part of the story, as cellular interaction with these environmental chemical results in DNA destabilization, which in turn makes cells susceptible to uncontrolled proliferation (the definition of cancer). In other words, by using Beljanski's findings, we can identify toxic chemicals in the environment that set the stage for cancer, instead of simply waiting until the last minute ad primarily regulating only mutagens.

Today, scientists and medical doctors, particularly those from America and who espouse the use of integrative methods—also known as complementary and alternative medicine (CAM)—are embracing the Beljanski plant molecules, RNA fragments and his basic insights as integral to their primary cancer treatment support programs. Many people are surviving cancer that they probably would not have otherwise, and experiencing a better quality of life with the help of the Beljanski plant molecules and RNA fragments. This is a fact.

There is hope in the war against cancer. To seize a brighter future, however, it is imperative that everyone with cancer or a history of cancer or who is interested in prevention learn about the Beljanski plant molecules and RNA fragments.

....

Resources

For more information about Dr. Beljanski's scientific research, please visit: www.beljanski.com

---

Golden Leaf Ginkgo Extract for Radiation Protection and Skin Fibrosis

By L. Stephen Coles, MD, PhD
Excerpted with permission from HealthyLivinG Magazine
(HealthyLivinGMagazine.us)

The Ginkgo biloba tree is believed to be over 270 million years old. Individual trees may live as long as 1,000 years, growing to a height of 100 to 122 feet and with a trunk diameter of 3 to 4 feet. The tree is originally native to China and Japan, but has since been extensively cultivated throughout the world, thanks to its hardy nature. Although Asian cultures have used Ginkgo seeds medicinally for hundreds of years, the modern Western use of Ginkgo is limited exclusively to the leaf. The green leaves of the tree are usually harvested from trees growing in plantations in South Korea, Japan and France. But here, in this article, we only refer to a golden leaf Gingko extract, obtained according to a totally different mode of preparation, which confers a different type of activity.

The Ginkgo biloba tree is remarkably resistant to all kinds or pollution, viruses and fungi. For both biochemical reasons and because of its legendary resistance following the atomic bombings of Hiroshima and Nagasaki, it is one of the plants on which the late Dr. Mirko Beljanski chose to focus his attention. Thanks to a six-year contract with the French army, he was able to study protection against radiation. The contract included the study of an American agent for radiation protection called W2721, which offered an effective protection, but had to be administered intravenously and had to be kept at -4° F. (These constraints, not particularly compatible with the military's needs, were likely the reasons the product was later abandoned.)

As a result of his research contract with the French army, Beljanski was also able to witness the side effects of radiation firsthand. His contract allowed him to study several other substances besides W2721, and he went on to discover the protective effects of a special extract of Ginkgo biloba—the golden leaf Ginkgo biloba—different in its biochemical composition from all other greenleaf extracts of the plant. Sylvie Beljanski, daughter of the late Mirko Beljanski and President of Natural Source International, Ltd., explains: "The golden leaf Ginkgo biloba extract discovered by my father has very different properties than the green leaves we most commonly know, due to the time at which it is harvested and the unique extraction procedure he developed.1 Beljanski's extract is an excellent enzymatic regulator for radioprotection and for prevention of fibrosis. It also regulates immunoglobulin.

Medical descriptions of tumors resulting from radiation burns date back to 1828.2 Sirsat and Shrikhande reported that approximately 25 percent of burns cause tumors, and that the lowered immunity resulting from radiation and/or chemotherapy predisposes to malignant degeneration.[3] [4]

J.W. Gofman, Professor Emeritus of Molecular and Cellular Biology at the University of California, Berkeley conducted a large-scale investigation involving scientists, doctors, etiologists and physicians. The investigation, entitled "Radiation from Medical Procedures in the Pathogenesis of Cancer and Ischemic Heart Disease" was published in November 1999. It states:

"Medical radiation, introduced as a treatment in 1896, is becoming a factor in approximately half of all fatal cases of cancer in the U.S. The proof cited in my 1999 monograph, which no one has refuted, indicated that approximately 250,000 people in the U.S. die prematurely each year from cancer and coronary diseases, with half the cases due to the unnecessary and excessive use of X-rays that they received over a lifetime.

"Radiation due to medical imaging is a necessary factor in approximately half of fatalities in the treatment of coronary diseases in the U.S." [5][6]

Dr. Beljanski demonstrated in several experiments that his original golden leaf ginkgo extract, through its normalizing effect on cellular enzymes, helps the tissues to remain in good health, even when they are exposed to extreme physiological stresses.[1]

Medical radiation induces burns and alters the action of ribonucleases (the enzymes which process RNA molecules). In a healthy cell, the normal function of these enzymes is to cleave RNAs and to provide cells the RNA primers they need to function. In some conditions of physical stress, these enzymes become deregulated, which can have a damaging effect on the health of cells and connective tissues. It is therefore critical to protect the skin from burns, whether from the sun or from ionizing radiation. [7][8]

Beljanski focused specifically on radiation-induced fibrosis, the scar tissue that forms as a result of exposure to ionizing radiation and that may take 6 to 12 months to develop. He demonstrated that skin cells exposed to radiation exhibit excessive RNase activity. However, when Beljanski added his special Ginkgo biloba extract, the excessive RNase activity was reversed. This golden leaf Ginkgo biloba preparation is an impressive example of a natural biological regulator that suppresses the pathological activity of RNase enzymes induced by radiation.

Although the mortality rate is low, suffering and subsequent complications from radiation-induced fibrosis are common. It is therefore important to protect the body during and several months following ionizing radiation treatments, due to the slow appearance of fibrosis. The late onset of pulmonary and cardiac effects is also a common side effect of ionizing radiation, which is, in turn, amplified by chemotherapy. [9][10]

The radiation-induced changes in nucleases are also linked to collagen production—a primary factor in the formation of scars. By restoring normal nuclease activity, Dr. Beljanski's researched Ginkgo biloba extract appears to normalize the development of scar tissue. When there are abnormally high amounts of gamma-globulins in certain inflammatory processes, this oral gingko extract use can aid a progressive return to normal values, with an immediate clinical amelioration.

Mirko Beljanski showed that his unique ginkgo preparation stimulated the in vitro synthesis of DNA from healthy skin, while at the same time inhibiting the synthesis of DNA isolated from mice melanoma.[1] The DNA synthesis being the first necessary event for cells' duplication explains the great benefits that one may observe while consuming Dr. Beljanski's gingko preparation: improved quality of skin and faster healing mechanism as showed in the results of a survey done on radiotherapy patients consuming the golden leaf Ginkgo biloba extracts.

Our skin's health and beauty is directly connected with its physiological state, and that, in turn, depends on the state of equilibrium in each of us.

The golden leaf Ginkgo plant extract prepared according to Mirko Beljanski's technique has been widely used in Europe for the last 20 years.

In particular, this Ginkgo extract has been combined with Pao pereira (Geissospermum) and Rauwolfia vomitoria extracts, two other plant extracts that Mirko Beljanski studied for the great benefit they may offer. Recent studies conducted at Columbia University Medical Center have extensively examined the mechanisms of action by which those two other extracts fight the proliferation of ab normal cells, with very interesting results.[11] [12]

To that end, Sylvie Beljanski, who is well determined to continue her father's work as Head of Natural Source International Ltd. adds, "Continuing my father's research in the U.S. is of utmost importance in order to educate people about the amazing health benefits those plants can deliver to everyone. Today more than ever, with the recent dramatic worldwide events, creating awareness around this research has become crucial and everyone should be given the right answers on how to protect their health from environmental toxicity."

Learn more about Dr. Beljanski's scientific research at the following websites:

+ www.beljanski.com which is the site for the Beljanski Foundation

+ www.pubmed.com (to view Beljanski's studies and the recent paper from the International Journal of Oncology)

....

References

1. US Patent no. 5413787
2. Marjolin J.N.: Ulc- re. In: Adelon N.P. (Ed.): "Dictionnairede medicine," Vol. 21, 31-50, Bechel, Paris, 1828.
3. Sirsat, M.V., Shrikhande, S.S.: "Histochemical studies on squamous cell carcinomas or the skin arising in burn scars with special reference to histogenesis." Indian J. Cancer 3: 157-169, 1967.
4. Castillo and Goldsmith (1968) explained that lowered immunity in scar tissue predisposed the patient to malignant degeneration. Moreover, all burns alter tissue in the deoxyribonucleic acid at the cellular level, a product of mutations (Clairmont et al. 1979), themselves inducing new cancer.
5. Gofman, J.W. Preventing Breast Cancer. The Story of a Major, Proven, Preventable Cause of the Disease. ISBN 0932682960. Library of Congress Catalog Number LCCN 96-2453.
6. Gofman, J.W. Radiation from Medical Procedures in the Pathogenesis of Cancer and Ischemic Heart Disease: Dose-response studies with physicians per 100,000 population. ISBN 093268979. Library of Congress Catalog Number LCCN 99045096
7. M. Beljanski, "The Regulation of DNA Replication and Transcription. The Role of Trigger Molecules in Normal and Malignant Gene Expression." EVI Liberty (2003). (First Edition : Experimental Biology and Medicine, vol.8, Karger -1983), pp. 11-15
8. Causse, J.E., T Nawrocki, M. Beljanski, "Human Skin Fibrosis RNase Search for a Biological Inhibitor Regulator": Deut. Zeit. Fur Onk., 26, 5, 1994, pp. 137·139.
9. C. Nordau. M. Beljanski, "A Pioneer in Biomedicine," Evi Liberty Corp, New York, 2000, p. 118.
10. Rosen, I., Fischer, T. et al. "Correlation between Lung Fibrosis and Radiation Therapy Dose after Concurrent Radiation Therapy and Chemotherapy for Limited Small Cell Lung Cancer." Radiology 2001; 221:614.
11. D.L. Bemis, J.L. Capodice, et al. "Anti-prostate activity of a B-carboline alkaloid enriched extract from Rauwolfia vomitoria." Intern. J. of Oncology 2006, 29:1065

12. D.L. Bemis, J.L. Capodice. et al. "B-carboline alkaloid-enriched extract from the Amazonian rain forest tree Pao Pereira suppresses prostate cancer cells." J. of the Soc. for Integrative Oncology 2009. 7(2):59.

Prostabel Reduces Men's PSA Counts

Excerpted with permission from HealthyLivinG Magazine
(HealthyLivinGMagazine.us)

Aaron Katz, MD, is probably the most important clinician today when it comes to the fast-growing field of complementary medicine and men's health. Katz is also a national leader in cryosurgery, particularly focused on cryoablation. That his research is coming out of Columbia University, whose hospital and teaching schools are considered to be among the very best in the world, adds even greater credibility. He is also author of *Dr. Katz's Guide to Prostate Health* (Freedom Press, 2005).

In the case of Prostabel, Dr. Katz met with Sylvie Beljanski of Natural Source International, Ltd. Ms. Beljanski is the daughter of the late humanitarian and scientist Dr. Mirko Beljanski of the famed French Pasteur Institute and Monique Beljanski who was also a notable researcher and now lives in the United States.

The two had several meetings at their New York City offices in which they discussed Mirko Beljanski's work. Sylvie shared with Dr. Katz her father's many scientific articles and research results, especially his applied research after leaving the Pasteur Institute.

Dr. Katz recalls, "I brought home a lot of reading material!" Yet, bringing fresh eyes to Dr. Beljanski's research seemed to work. "I thought his science was excellent and definitely many decades ahead of his time. He was definitely the first to open up the whole field of structural DNA and in this alone his vision of the secrets of life was wholly unique and powerful."

With more than 130 peer-reviewed publications in his lifetime, Dr. Beljanski uncovered the secrets of the structure of DNA at the same time that others were trying to decipher the genetic codes of the double helix. Although genetic mutations became the buzzword of research for some four or five decades, these were largely one-dimensional ways of looking at the secret of life and could not account for earlier damage that occurred to the DNA before the presence of genetic mutations.

Beljanski's work is now becoming the basis for a whole new branch of research into the code of life. And it doesn't hurt that this research is showing promise in a major clinical trial at Columbia University.

STUDIED LIKE A PHARMACEUTICAL

Since that first meeting with Ms. Beljanski and her team, Dr. Katz, together with Columbia University, has gone on to develop scientific protocols to take Dr. Beljanski's body of work and study it for efficacy "just as if it were any other pharmaceutical drug."

"We went from cell cultures to laboratory experiments with animals and found there was real scientific evidence that the herbs [Rauwolfia vomitoria and Pao pereira] in Prostabel, when mixed together, had a powerful inhibitory effect on the ability of prostate cells to grow and to divide. That was very interesting to our team—and we wanted to go further and do clinical trials. I went back and spoke with Sylvie and I told her that there was no guarantee in any of this how things would turn out. "We don't know," I told her. "That's why we do these things. Natural Source International, Ltd. took a huge risk in going forward with our clinical trial because they know we are going to report the truth no matter what."

The clinical trial that Dr. Katz put together to study the health effects of Prostabel should interest all health-conscious men. Dr. Katz's team enrolled some 30 patients with elevated prostate specific antigen (PSA) readings (averaging 8 to 10 on the PSA scale) and a negative biopsy—a very interesting group that numbers in the hundreds of millions in the general population.

Millions of men have ticking time bombs in their prostates—they have elevated PSAs but they don't have cancer yet.

In some cases urologists prescribe Proscar (finasteride) to their patients, but this is a very powerful medical drug that has led to a number of side effects (depressed sexual libido, impotence, gynecomastia, and the potential for birth defects). In a world where medicine would be unbiased by profits, Proscar would not be considered a big hit because of these side effects. But it's what men nationwide are getting because it is one of the only drugs out there for this condition. And the idea for many men and their doctors of simply doing nothing ("watchful waiting") isn't an appealing alternative, either. After all, says Dr. Katz, "If you look at some of the clinical trials with men who have had a biopsy based on their PSAs—even men with PSAs of around 2 to 2.5 still have a 25 percent incidence of cancer. As you go above PSA readings of 10, some 70 percent of men are likely to develop cancer."

This is where Dr. Katz's work on Prostabel is so unique and powerful. From what the results show so far, Prostabel can produce favorable health benefits and give men the opportunity to do something positive to reduce their risk for more serious out-comes. Yet Prostabel has no side effects, is not a drug, and is well tolerated.

One of the goals of the clinical trial was to determine if Prostabel was safe. The research team did a dose escalation trial. They are about to en-roll their last patients at eight Prostabel capsules a day. The trial started at two capsules and so far all doses tested have been without side effects, said Dr. Katz.

"In addition, in this clinical trial, we are following them to look at quality of life issues and how the formula affects urinary function. At 12 months, everybody will have another biopsy. What do we know so far? As our researchers crunch numbers and prepare for our publications, I think there are some things we can safely say that we are seeing and that we can speak about generally.

"We now know that Prostabel can significantly lower PSAs in a 12-month period. Also, we have had very few patients convert to prostate cancer and have found a number of patients who have had a dramatic improvement in their urinary symptoms. Men are clearly having less frequency, better streams, and better flow rates. They are not getting up at night as often.

"All of this quite apparent improvement in their urinary flow and prostate problems has been an interesting finding for us. We simply did not expect to see so much help for enlarged prostates (since we're also examining the ability of the extracts to interact with cells at the DNA level). But I am very encouraged. We have even been going up to eight pills a day without adverse events. Nobody has dropped out of the trial from side effects, either, which shows a lot since you almost always have a few dropouts even on placebo.

"The bottom line is that it appears our early results are reason to be very encouraged by the ability of Prostabel to lower PSA and help men urinate better, too. In some way that we now realize, Prostabel may be better than saw palmetto, although we can't say for sure because we have not tested Prostabel against saw palmetto. Sure, we would love to do side-by-side comparisons with saw palmetto and finasteride."

In fact, Dr. Katz will be directing a new Phase 2 multicenter trial to answer additional questions about Prostabel on an even larger scale. Patients can begin enrolling now in the study by contacting the Center for Holistic Urology (see Resources).

SCIENCE OF PROSTATE HEALTH

So how important is Prostabel to men's health? "There are a lot of men undergoing PSA screening," Dr. Katz said. "The PSA supposedly stands for prostate specific antigen but I say it is more accurately patient stimulated anxiety. When men's PSA is elevated, there could be many reasons for this, having nothing to do with cancer.

"One of the more common reasons is that the prostate has grown in a benign fashion. The more prostate cells you have, the more PSA gets into your bloodstream. Still, because we don't know if it is benign or malignant, many men undergo a prostate biopsy to make sure they do not have prostate cancer. If it is negative, just benign growth, then doctors might prescribe finasteride or not do anything. But what we know now is that these cells that are growing can develop into cancer and we would like to stop them from growing into cancer. Also, if the cells keep growing even in benign fashion they will grow around the urethra and push in on it and provoke urinary symptoms in men.

"Many men in their 60s and 70s have this problem where their growth is benign but their stream is weak and they are getting up at night and don't urinate as well. That's where we want to lower the growth and division of prostate cells—and that's what we think we have shown with the extracts in Prostabel. That's why we do these trials: to learn about our medicines. After all, Viagra's use for erectile dysfunction was discovered after researchers were initially looking at lung conditions in men. We want to gather our data in a scientific system and sit back and look at the results and offer rational explanations and find the best way to use these tools in the interest of men's health."

ACCEPTANCE BY OTHER DOCTORS

Although American urologists have sometimes refused to take the European studies as seriously as those published in their medical journals, thanks to the pioneering work of Dr. Katz, Dr. Beljanski's work is gaining acceptance among colleagues— and more and more doctors are interested in how to integrate these natural remedies into their patient's health plans, says Dr. Katz, who is a popular medical conference speaker.

"We don't get any antagonism when we're working with our projects," says Dr. Katz. "What we're doing here at the Center for Urology at Columbia University is saying to people there may be a role for these compounds, and we are going to test them and we are going to put them through tough clinical testing, much as if they were a pharmaceutical, and see if they pass muster and see if they have a mechanism of action. Rather than just handing them out to patients, we are doing appropriate scientific investigations and testing them out in the laboratory and seeing how they work with the patients, and if you do that and if you run it through university settings, then you might be open to some criticism but much less. What we're seeing is helping patients.

"I met with the people at the company and they were very dedicated and they made the financial commitment to do the research. The technical fees, cell culture work—and now the clinical trial—none of this is without expense and, as I said from the start, we don't know what we will get. It says a lot for a company like Natural Source. Dr. Beljanski's fundamental vision of DNA has paid off in the way so many hoped for in his own lifetime. This compound has all of the genetic studies showing why it works, how it actually recognizes the three-dimensional structure through the laddering and bonding of cancer DNA. He really did get it right. This is something that has great potential to help patients."

Summary of the Research of Dr. Katz's Team

International Journal of Oncology (2006; 29:1065-73)

The tropical shrub, Rauwolfia vomitoria, is a medicinal plant used traditionally to treat a variety of ailments. A bioactive alkaloid, alstonine, present in this extract was previously shown to have anti-cancer activity against cancer cell lines. This study considers the potential anti-prostate cancer activity of this extract in vitro and in vivo.

Rauwolfia vomitoria extract standardized for alkaloid content was tested for ability to influence the growth and survival of the human LNCaP prostate cancer cell line. A WST-1 assay was used to measure cell growth, and cell cycle analyses were conducted with flow cytometry. Pathway specific microarray analyses were utilized to identify the effect of Rauwolfia extract on the expression of 225 genes. Mice xenografted with LNCaP cells were treated with the extract or placebo control, and tumor growth was measured for 5 weeks.

Rauwolfia extract decreased in vitro cell growth in a dose-dependent manner (p<0.001) and induced the accumulation of G1 phase cells. PARP cleavage demonstrated that apoptosis was induced only at the highest concentration tested (500 µg/m) which was confirmed by detection of cells containing sub-genomic DNA. The expression of genes associated with DNA damage signaling pathway was up-regulated by Rauwolfia treatment, including that of GADD153 and MDG. The expression of a few cell cycle genes (p21, cyclin D1 and E2F1) was also modulated. Tumor volumes were decreased by 60%, 70% and 58% in the groups fed the 75, 37.5 or 7.5 mg/kg Rauwolfia, respectively (Kruskal-Wallis test, p<0.001). The Rauwolfia vomitoria extract significantly suppressed the growth and cell cycle progression of LNCaP prostate cancer cells, in vitro and in vivo.

MESSAGE TO MEN BASED ON DR. KATZ'S RESEARCH

As more studies are published that confirm the results Dr. Katz is seeing with patients using Prostabel, men are seeking the product for both prevention and healthy cell protection as well as when confronted with more serious actual health problems.

The Prostabel formula combines Pao pereira and Rauwolfia vomitoria. What the research shows so far is that even at eight capsules daily there were no untoward side effects and nobody dropped out due to side effects.

Although the population of men who can benefit from Prostabel is much larger, the clinical trial focuses on men who have elevated PSAs and negative biopsies. These men might find that Prostabel inhibits overall cell growth and reduces their benign and malignant problems. Men are using Prostabel like saw palmetto, and Prostabel is now routinely used—for prevention and help with age-related prostate symptom—and it seems to be getting good results.

Prostabel is regulated as a dietary supplement in the United States and is not intended for the treatment, diagnosis or cure of a disease. To be sure, we also advise that any users think of it as a way to maintain the body's health, and that if appropriate, they work with a qualified health professional for serious conditions. Prostabel appears to initiate repair processes in the body at the DNA level, which leads to improvement in cellular health. Men with prostate cancer who use this formula should also use it only to support their health and what is working well, including the ability to initiate normal cellular repair processes. They should work with their primary care physician.

More and more men are turning to Prostabel. As a result, the company is being inundated with calls from doctors and patients alike. But the good news is the company is prepared to take these calls and provide the necessary information.

In addition, because the next study will be a multicenter investigation, men from throughout the United States will be eligible.

Men's Serious Prostate Health Support

Excerpted with permission from HealthyLivinG Magazine
(HealthyLivinGMagazine.us)

Directly inspired by Mirko Beljanski's 50 years of research in biochemistry and molecular biology, Prostabel® is an innovative and natural blend of Pao pereira and Rauwolfia vomitoria extracts that specifically promotes prostate cell health. Studies from Columbia University validate that Prostabel could be a breakthrough prostate health supplement—one adept at staving off men's most feared conditions.

In the November 2006 issue of the International Journal of Oncology, Debra L. Bemis, PhD, and Aaron Katz, MD, and other top researchers from the Department of Urology, College of Physicians and Surgeons, Columbia University Medical Center and the Center for Holistic Urology, reported on the anti-prostate cancer activity of the Rauwolfia vomitoria extract in vitro and in vivo. In this study, the extract was tested for its ability to prevent cell proliferation of the LNCaP prostate cancer cell line and to shrink LNCaP prostate tumors. In the case of both the Pao and Rauwolfia extracts, positive results on tumor shrinkage were observed. At the end of the experiment, tumors were removed and further analyzed, to determine if there was biochemical evidence that the extract induced apoptosis, an important and highly desirable healthy cell process by which damaged cells naturally end their replication process.

"Tumor volumes were decreased by 60%, 70% and 58% in the groups fed the 75, 37.5 or 7.5 mg/kg Rauwolfia, respectively," the researchers said. "The Rauwolfia vomitoria extract significantly suppressed the growth and cell cycle progression of LNCaP cells, in vitro and in vivo." At the highest levels, the Rauwolfia extract also caused apoptosis.

Indeed, the Columbia University researchers went further and stated, "Our studies thus far indicate that both the Rauwolfia and Pao extracts suppress prostate tumor cell growth in culture and in vivo, but appear to accomplish this effect through different mechanisms of action. We expect to publish our data from the Pao studies within the near future." In the meantime, different mechanisms of action for these two extracts mean chances are that the combination will be twice more effective against proliferation of unwanted cells.

This research builds on some 130 peer-reviewed articles Dr. Beljanski produced in his lifetime. Many of these studies illuminated for the first time that the DNA helix actually suffers structural damage and subsequently focused on the use of Beljanski's Oncotest to detail a botanical treasury of rare rainforest and other plants thought to aid in maintaining cell health.

The tropical shrub, Rauwolfia vomitoria, is a medicinal plant used traditionally to treat a variety of ailments. A bioactive beta-carboline alkaloid, alstonine, present in this extract, was previously shown by Beljanski to have anti-cancer activity against cancer cell lines. What's more, the Rauwolfia extract used for Prostabel has been purified of its reserpine content, another potent alkaloid used to treat high blood pressure but known to be toxic.

Many chemotherapy drugs today, like vinblastine and vincristine, are synthetic versions of natural plant molecules and they are modified for patentability, but because they are drugs, they can cause many side effects and are often extremely toxic.

However, the Beljanski extracts are far away from being drugs. They work far differently, have a different role, and they are not toxic. To begin with, the extracts are natural, not synthetic, and all of the active compounds they contain are natural as well. Prostabel utilizes the natural plants' molecules rather than synthetic, patented substances and is regulated in the U.S. as a dietary supplement. As such, it is explicit it will help by supporting and maintaining healthy cell processes.

Although specialists, including oncologists, and hospital integrative medicine programs are increasingly receptive and interested in offering alternative or complementary medicine or other modalities to their patients, these "complements," which might even include Prostabel, are thought of as supporting men's health and innately supporting the body's healthy responses. Often, Prostabel is recommended along with chemotherapy or radiation. It is not touted as a cure by any means. Perhaps this is why despite years of research in Europe on its extracts, Prostabel is one of the best-kept secrets in men's health.

One of Beljanski's long-term goals was to see his products used in conjunction with conventional therapies. He was sophisticated in this regard. Not only did he foresee the effectiveness of combining his extracts with mainstream chemotherapies, he generated data showing that these combinations were synergistic.

Prostabel is now the focus of a clinical trial at Columbia for men with elevated prostate-specific antigen (PSA); some 42 male subjects between 40 to 75 years of age who have an elevated PSA and a negative prostate biopsy within the past 6 months are being enrolled. Within one month of completing the study, the subjects will have a new prostate biopsy to assess change from the initial biopsy. All subjects will remain in the study for the 12-month duration. Nonetheless, in view of what he already knows, Dr. Katz, Director of the Center for Holistic Urology at Columbia, states of the Beljanski extracts, "They do have mechanisms of action and they can interfere with cell growth of prostate cancer."

HOW TO FIND PROSTABEL

Prostabel is available in the U.S. from Natural Source International. The company is working with health professionals to educate people about the Beljanski extracts. Fortunately, more and more doctors, including oncologists, are becoming interested in natural, scientifically supported formulas, such as Prostabel, and the interest will be even greater when the clinical trial results are published. For many men, the best time to act is now.

....

References

Bemis, D.L., et al. "Anti-prostate cancer activity of a beta-carboline alkaloid enriched extract from Rauwolfia vomitoria." Int J Oncol, 2006 Nov;29(5):1065-73.

Beljanski, M. "The anticancer agent PB-100, selectively active on malignant cell lines, even multidrug resistant." Genetics and Molecular Biology, 2000;23(1):29-33.

Beljanski, M. "Oncotest: a DNA assay system for the screening of carcinogenic substances." IRCS Medical Science, 1979;7:476.

Beljanski, M. & Beljanski, M.S. "Selective inhibition of in vitro synthesis of cancer DNA by alkaloids of B-carboline class." Expl. Cell. Biol., 50, 1982, pp.79-87.

Beljanski, M. & Beljanski, M.S. "Three alkoloids as selective destroyers of cancer cells in mice. Synergy with classic anti-cancer drugs." Oncology, 1986; 43:198-203.

....

Resources

If you are a consumer or health professional and have any questions or would like more information, contact Natural Source International at (888) 308-7066 (toll free) or (212) 308-7066. www.natural-source.com

Prostabel is currently the focus of a clinical trial at the Columbia University Center for Holistic Urology for men with elevated PSA. This clinical trial is currently open. For more information call Dr. Geovanni Espinosa at 212-305-3790 or e-mail him at ge2108@columbia.edu.

Learn more about Dr. Beljanski's scientific research at the following websites:

- www.beljanski.com (this is the CIRIS site known in French as the Scientific Center for Information, Research and Innovation)

- www.mbschachter.com

- www.pubmed.com (to view Beljanski's studies and the recent paper from the International Journal of Oncology).

- www.self-helpcancer.org

- To find a doctor who can help you to use the Beljanski plant extracts in your program, visit the American College for Advancement of Medicine website at www.acam.org and use their physician referral service.

DR. BELJANSKI—SCIENTIST, HUMANITARIAN

Molecular biologist Mirko Beljanski, PhD, (1923–1998), in association with his wife and research associate, Monique, conducted research into the respective roles of DNA and RNA in the development and cure of cancer, first at the Pasteur Institute in France (1948-1978) and then at the Faculty of Pharmacy at Chatenay Malabry (1978-1988), according to an Internet information site (www.self-helpcancer.org).

According to the site, "Beljanski's primary thesis is that cancer is caused not only by DNA mutations, but also by damage to the hydrogen bonds that hold the two strands of the DNA double helix together."

Beljanski's work, which is of vital importance to the science of cancer prevention and therapeutics, helps explain, for example, "why an excess of certain hormones such as estrogen and testosterone (and other steroids, too) is carcinogenic, although they do not appear to be the direct cause of mutations."

Beljanski also developed a test to determine which substances could destabilize DNA function, leading to cancerous cell proliferation, and conversely, which kind of substances could repair or cause programmed death (apoptosis) of damaged and cancer-forming DNA. "Among such molecules, he discovered, are the naturally occurring plant alkaloids alstonine, flavopereirine, serpentine and sempervirine, which are able to distinguish between normal and cancer-forming DNA causing the death of the malignant cells (apoptosis or cell cycle arrest). Beljanski conducted many trials on the anti-cancer properties of these substances. He was able, for example, to cure an appreciable proportion of mice with lymphoma. Other in vitro studies showed that his Pao pereira extract was active against a number of other cancer cell lines (brain, breast, ovarian, prostate, kidney, thyroid, pancreatic, colon, liver, skin), including those that were multidrug resistant."

During his 10 years at CIRIS (Scientific Center for Information, Research and Innovation), he demonstrated that his substances also work in synergy with radiation or standard chemotherapy agents, providing better results than with the chemotherapy alone.

In his lifetime, Dr. Beljanski authored two books. *The Regulation of DNA Replication and Transcription* is available in English, while *La Santé Confisquée* is available in French.

High PSA, Negative Biopsy, Now What?

by L. Stephen Coles, MD, PhD
Excerpted with permission from HealthyLivinG Magazine
(HealthyLivinGMagazine.us)

So your prostate-specific antigen (PSA) reading is higher than you'd like, perhaps even rising suspiciously, and your urologist has ordered a biopsy, which proved negative. Now it is time to breathe a sigh of relief—and to get a reality check.

WHAT TO DO NEXT?

Well, first of all, you are not alone. Every older man is aware of prostate health issues. The prostate plays a major role in men's health, including affecting his urinary flow, sexual function, enjoyment of life and ability to travel. But today, unfortunately, millions of men have experienced similar prostate problems.

What is the PSA anyway? According to PSA Rising, a cancer survivors' group, "The PSA test is a simple blood test to measure how much PSA a man has in his bloodstream at a given time The PSA test is the most effective test currently available for the early detection of prostate cancer. Since the PSA test came into use in the United States, the death rate for prostate cancer has fallen by one-third In 2005. A Harvard study found that men who have yearly PSA tests are nearly three times less likely to die from prostate cancer than those who don't have annual screenings. The University of Pittsburg Cancer Institute says PSA testing and digital rectal examination (DRE) 'are crucial in detecting prostate cancer in its early stages. when it usually produces no physical symptoms.' PSA testing is also used to monitor the progress of prostate cancer that has already been diagnosed."

As many men know, an elevated or rising PSA can signal potential problems down the road. Suspicious cells can become rogue. That's why your urologist could recommend frequent biopsies.

But on the other hand, extreme treatment isn't always the right way to go. Even in recent times it has not been uncommon for men treated with radiation to experience secondary cancers. Yet, we also know that dietary changes, including more flaxseed for example, exercise and use of specific herb combinations can provide great health support.

This might be a good lime to support your prostate health and use an effective herbal support formula.

Researchers writing in The Journal of Urology (2002,168;6 2505-09) say, "Complementary therapies are used by a large number of patients."

In a study in the November 2003 issue of Urology , researchers noted that in their study of prostate health patients, "Almost one-third (29.8 percent) reported using complementary and alternative medicine (CAM)."

THE RESEARCHER WHO DISCOVERED HOW PLANTS BENEFIT MEN'S HEALTH

Molecular biologist Mirko Beljanski, PhD, may well have discovered the answer to a negative biopsy with rising PSA during 25 years of research at the Pasteur institute in Paris, France, one of the most prestigious laboratories in the world. During his research he discovered two plant extracts, Pao pereira and Rauwolfia vomitoria, that act at the cellular level to help the body rid itself of damaged cells. Beljanski published some 133 peer-reviewed articles over his lifetime, including those that demonstrated the profound benefits to cellular DNA that could be obtained with ingestion of the plant extracts. His formulas have become available in the United States and their use for just such conditions is likely to grow as result of a recently published study—and as preliminary results become known of a just-completed clinical trial on these two extracts conducted at Columbia University's Physicians and Surgeons Hospital.

THE NEW YORK DOCTOR WHO PIONEERED THEIR USE

Dr. Aaron Katz, one of New York's leading urological surgeons according to *New York* magazine, recently conducted a series of studies and a clinical trial at the Columbia University Center for Holistic Urology looking al Beljanski's two extracts. Dr Katz is director of the center, which is based at the Physicians and Surgeons Hospital al Columbia.

"Initially, I learned about Beljanski's extracts from my patients who were taking them for prostate conditions and using them for effectively lowering their PSAs," said Dr Katz, "and it wasn't just one patient; it was a lot of patients. So I said you know what? Maybe there's something to this. Maybe this is real."

Dr Katz recalls, "[Beljanski's] science was excellent and definitely many decades ahead of his time. He was definitely the first to open up the whole field of structural DNA and in this alone, his vision of the secrets of life, was wholly unique and powerful. The next step was to take Beljanski's body of work and study it clinically."

The Columbia team's preclinical findings were published this year in the Spring 2009 issue of the Journal of the Society for Integrative Oncology (7,2 59-65). Dr. Debra Bemis and co-researchers from the Center for Holistic

Urology reported that, "Bark extracts from the Amazonian rainforest tree, Geissospermum vellosii (Pao pereira), enriched in beta-carboline alkaloids, have significant anticancer activities in certain preclinical models. Because of the predominance of prostate cancer as a cause of cancer-related morbidity and mortality for men of Western countries, we preclinically tested the in vitro and in vivo effects of a Pao pereira extract against a prototypical human prostate cancer cell line, LNCaP. When added to cultured LNCaP cells, Pao pereira extract significantly suppressed cell growth in a dose-dependent fashion and induced apoptosis."

This study, of course, comes on the heels of another study published in the November 2006 issue of the International Journal of Oncology (29;5 1065-73) regarding the Rauwolfia vomitoria extract. Again, Dr. Bemis and other top researchers reported on the highly beneficial inhibition exhibited in vitro and in vivo.

These results led the Center for Holistic Urology at Physicians & Surgeons Hospital to conduct a recently completed clinical trial.

The clinical trial, which began in 2006, enrolled some 42 patients with elevated PSAs (averaging 8 to 10 on the PSA scale) and a negative biopsy—a group of men that numbers in the millions worldwide. Dr Katz looked at quality of life issues and how the formula affects urinary function. Hopefully, final findings will be available soon, since Dr. Katz has informed me that the study is completed with all results. Here is what we do know: "I think there are some things we can safely say that we are seeing and that we can speak about generally," says Dr. Katz. "We now know that this combination of Beljanski's extracts (Prostabel®) can significantly lower PSAs in a twelve-month period. Also, we found a number of patients who have had a dramatic improvement in their urinary symptoms. Men are clearly having less frequency, better streams and belier flow rates. They are not getting up as often during the night.

"All of this quite apparent improvement in their urinary flow and prostate problems has been an interesting finding for us. We simply did not expect to see so much help for enlarged prostates (since we're also examining the ability of the extracts to interact with cells at the DNA level). But I am very encouraged. We have even been going up to eight pills a day without adverse events. Nobody has dropped out of the trial from side effects either, which shows a lot since you almost always have a few dropouts even on placebo."

So how important are Beljanski's findings to men's health? "There are a lot of men undergoing PSA screening," Dr. Katz said. "The PSA supposedly stands for prostate specific antigen, but I say it is more accurately, 'patient stimulated anxiety.' When men's PSA is elevated, there could be many reasons for this, having nothing to do with cancer. One of the more common reasons is that the prostate has grown in a benign fashion. The more prostate cells you have, the more PSA that gets into your bloodstream."

In this case, men have a very viable option to help support their health and do something positive. They should definitely work with their doctor, improve their diet, add flaxseed, for example, and omega-3 fatty acids, but I would urge a serious look at these two extracts, particularly in just such situations. This combination offers real benefits, based on real science.

A Story Told By An ARVN Soldier

The Need for a Formulation of a Just Cause for the ARVN
Chinh Nghia QLVCH (m)
http://www.patriotfiles.com/archive/generalhieu/chinhnghia_arvn-2.htm
Reprinted with Permission

Lacking objectivity and an analysis-synthesis of scientific method, the majority of foreign news media and historians have mistakenly assessed the ARVN as merely an army at the service of the policy of French colonialism and subsequently of the American policy in Vietnam, in the internationally strategic point of view, while ignoring the reality aspect and the ideological evolution of the ARVN as well as the everchanging historical facts. People with academic diplomas and the superb news media system of the free world have misguided the average mind of the general public, and of outer layer of the academic intelligentsia as well. The North Vietnamese Communists, on the other hand, have used such skewed assessments as a legalistic justification for the imprisonment and torture of hundreds of thousands of military and political personnel of the Republic of Vietnam after their invasion of

South Vietnam, and for the death of a multitude of innocent Vietnamese who perished in the waters and in the hands of pirates while attempting to escape by sea in search of freedom. Fortunately, the free world, including the United States, had shown compassionate responsibility in welcoming the victims of the Communist regime.

Recently, the phenomenon of South Vietnamese flags fluttering in the skies all over the free world, the funeral ceremony for a couple of ARVN soldiers conducted by the US Army in Arlington cemetery, the erection of memorial sites in the honor of American and Vietnamese combatants, and conferences and symposiums on the role and just cause of the ARVN, are starting points leading toward an official and legal tribute which will be paid to the ARVN in the very near future. The consequence of such tribute is that the surviving ARVN will have the legal justification to liberate the entire Vietnam or to lend support to a revolution by the people within the country, which will eradicate the dictatorship of the Communist Party in the future in principle, although the ARVN has ceased to exist in reality. Furthermore, out of sense of responsibility, the free world will back up the surviving ARVN in its effort to restore freedom in Vietnam because they had abandoned their ally in 1975. In addition, in the world's opinion, the Communists will become war criminals for their acts of imprisonment and torture or massacre of prisoners.

Rendering honor to the ARVN in the future can be misconstrued or criticized by the communist bloc as merely a shortterm policy of the free world. Therefore, paying tribute to the just cause of the ARVN must be demonstrated and evaluated objectively by historians of the world. This story told by an ARVN soldier does not have the ambition of proving this premise, but only the wish of providing genuine and living facts related to this premise.

Historians will find thousands of similar stories during these past three decades, which will allow them to analyze and synthesize objectively and scientifically for a just cause premise of the ARVN. These are the conditions for the just cause to attain transparency and magnanimity in the future. Furthermore, memoirs of communist cadres, declassified American, Chinese and Russian documents from various archives, and current movements reclaiming freedom and democracy by Vietnamese inside the nation are valuable treasures for historians to compare and to evaluate the just cause of the ARVN.

ASPIRANT LIEUTENANT BUI THUONG

I had the honor of knowing Aspirant Lieutenant Bui Thuong when he was assigned as executive officer of the recon company belonging to 46th Infantry Regiment around September 1963.

He once was a Catholic monk; he enlisted in the army in order for his children and his people to enjoy the freedom of religion not to become a slave to the French after he heard the news that the Communists in Quang Binh Province killed his father because of his Catholic belief. During his military service in the French army, he witnessed the difference in convictions among the Vietnamese soldiers: some joined the army because of economic reasons or to become servants to the French; some, like him, joined the Communists to fight against the French out of patriotism, but then left the Communists because they refused to join the Communist Party; some, realizing that Communism was at odds with the Vietnamese cultural heritage, chose to lean on the French power to fight against the Communists at the initial stage, with the intention to reclaim national sovereignty once they matured politically and militarily. After 1950, he noticed that the majority of the military personnel preferred nationalism to slavery under the French. By 1965, he saw that the ARVN had transformed entirely, from a composite army in terms of ideology to an ARVN with a strong aspiration of national independence. He quit the Can Lao party, took leave of his wife and six children and volunteered for a combat unit, the 46th Infantry Regiment in September 1963, but he never revealed the motive behind his action. Besides longrange reconnaissance tasks in Hau Nghia Sector, the Recon Company/46th Infantry also assumed the task of building strategic hamlets, which provided him with ample opportunities of exercising his patriotism, his leadership, and his skills in mass propaganda. He often visited and chatted with soldiers, and nurtured their patriotism by explaining to them the just cause of the ARVN. In particular his performance in the area of mass propaganda was quite inspirational to me. He often organized political sessions geared to the simple minds of the villagers, with great attention paid to the seating protocol: the presiding role was always given to the head of the village who sat at the first row among the elders; the next rows were assigned to the younger audience; and the last rows were reserved to the Recon Co/46th Infantry. He did not lecture much, but rather focused on listening to the wishes and questions of the villagers. His answers reflected his political convictions that the Nation takes precedent to Religions, and Religions should not interfere with politics; all Religions should be treated equally; freedom of religion is a legal entity in the RVN constitution; the Army assumes the task of defending the territories of a free Vietnam and protecting the South Vietnamese people against the threat or massacre of the Communists; South Vietnam does not accept the general referendum as dictated by the Geneva Accord, because President Ngo Dinh Diem did not participate in and did not sign this accord; and the RVN is a legal government elected by the people after the Geneva Accord, championing freedom and democracy; the Communist regime in the North is an unconstitutional regime because the North has never organized a free election to select Communism over freedom and democracy, or elect Ho Chi Minh to be the leader in the North; the Communists tricked the Vietnamese into opposing the French in order to save the country, because in reality the Communist party was an instrument in the expansion of Communism, lead by Communist Russia and China...

After more than a month building strategic hamlets, the recon company returned to its independent longrange recon role. The affection shown by the villagers in the farewell ceremony, the decreasing of deserters down to zero, while the number of VC killed or captured increased within a month were proofs of Aspirant Lieutenant Bui Thuong's exceptional leadership and charisma among the population.

He once again demonstrated his combat experiences, his courage, and his compassion during the period the company conducted longrange recon independently. He always volunteered to go with the lead platoon in order to share his combat experiences with the young platoon leaders. Every time he saw soldiers and me clapping our hands in delight when artillery shells hit bull eyes he looked at us with an air of concern and reservation. He was not sure the enemy got killed and worried those innocent villagers and animals got hurt. When nighttime came he started arguing those artillery shelling could harm the just cause of the ARVN, because he had witnessed indiscriminate artillery shelling on innocent peasants and piracy acts committed by the French army. If there was definitely no indications of the enemy being hit by artillery shells that night, he would lecture me on sensitivity toward innocent peasants then he would reprimand me for my tendency of showing off my skill in the use of artillery. Such nights reminded me of bedtime lectures I received from my mother for all of my daytime vagaries with other kids who were my friends. During his lecture, I fell asleep and started snoring. Next morning, as soon as I opened my eyes, he resumed his lecturing for falling asleep while he had not finished pouring out his inner thoughts. Upon seeing my laughing out loud, he burst out laughing louder than me, because it suddenly dawned onto him that my infantlike face reminded him of his children's faces during the time he lived in Saigon: they also fell asleep like me each time he lectured them at bedtime. He suddenly changed his facial expression into seriousness and defended me in saying that by using pre emptive artillery fire could limit casualties before the company assaulted, especially since the recon-naissance company was operating independently and therefore it needed artillery and air supports to cover and encourage the combatants. And so, no matter what he said, he found a way to justify it! He kept on lecturing and I kept on doing it my way!

During a longrange recon operation along River Vam Co Dong, the Recon Company did not encounter enemy resistance while maneuvering the whole morning. Aspirant Lieutenant Thuong suspected that the enemy would ambush the last planned target; he cautiously deployed his unit in an open space on crouching positions before launching the lead platoon to assault the dense forest. Following an hour of continuous artillery pounding this last objective, the Recon Company assaulted the edge of the forest after crossing the open space of the rice paddy without encountering any enemy resistance; however, he started to grunt upon seeing two dead cows hit by artillery fire lying at the edge of the forest; he kept on grilling me how to compensate the poor owners of these two cows; then he scolded me for calling in concentrated artillery firepower. Suddenly his facial expression changed rapidly, from sadness to sternness of a martial arts master, when two soldiers showed him a weapon stained with an enemy's fresh blood. He quickened his steps, moving forward with his lead platoon in the pursuit of the fleeing enemy that had been heavily decimated by our artillery firepower. Once again I witnessed with surprise the transformation of his facial expression, from fiery as of a warrior to benevolent as of a saint, when he saw an enemy deadly wounded by our artillery fire. He gave order to the medic to treat the prisoner's head wound, who was left behind by his comrades, then he knelt down next to him and asked him what could he possibly do at his very last moment. Just a few drops of water had allowed the wounded enemy to depart life in comfort and in peace, following a long sigh. He hastily closed the enemy's eyelids and said a prayer of deliverance for him. This was the first time the soldiers witnessed the sainthood trait of him. That night he asked me out of curiosity why I did not pray Buddha for the enemy because he knew I was a Buddhist from Hue.

A few weeks later, the Recon Company operated at regimental level in order to penetrate deeply into a VC stronghold near to the Cambodian border in Duc Hue District. A friendly battalion fell into an ambush and clashed heavily with the enemy at the last objective. Orders came from the Command Post of 46th Infantry to attack the rear of the enemy from the left flank of the friendly battalion; Aspirant Lieutenant Thuong volunteered to accompany the two lead platoons with me because he well knew I was eager to come to the rescue of a classmate, Vo Tinh, who was wounded while commanding his company's counterattack. At that moment, foes and friends were too close to one another, rendering the use of artillery impractical. Aspirant Lieutenant Thuong and I, together with the two platoons gave assault into the enemy line after throwing diversionary smoke grenades. Seeing me lurching forward with a tiny pistol, he managed to run before me with an automatic rifle to give me cover. The enemy, who was within 10 meters, gunned him down. Two grenades thrown by the soldier on my left cut down four enemies, allowing me to kneel down next to him. He passed away so fast, without pain; his eyes remaining wide open as if he wanted to keep looking at the enemy. I closed his eyelids and held his body and cried uncontrollably like a child. Dear Thuong, why did you have to die while the country needs you more than me! You closed the enemy's eyelids, but the enemy did not do the same to you! You prayed for the enemy, but the enemy did not pray for you! As for me, I dare not pray Buddha for you because I know you are a Catholic saint.

CORPORAL TRAN TAN

I had the honor of knowing Corporal Tran Tan when he was assigned to the 2nd Company of 1/8th Battalion as a 2nd private. Seeing he was rather frail, I appointed him a cook in the Headquarters Headquarters Company. He was disappointed with this assignment and requested to be transferred to the recon squad of 2nd Company. I turned down his request because this unit was established outside the table of organization and equipment of an infantry company, and was composed of volunteers with ample combat experiences. After two weeks, he had demonstrated his cooking talents, and started seeking to converse with me because we had the same Hue accent. He opened up by talking about his family situation: his father was killed by the VC because he had joined the Dai Viet party to oppose the French and even the VC; he was also a member of Dai Viet, and had to leave his paternal village and took refuge at a relative's home in Hue's inner city; still, Hue was too small in allowing him to blend in, which compelled him to take his wife and two children to Saigon; in July 1964, seeing that the military situation had worsened seriously, he decided to join the army to help the country. He used to observe the recon squad practicing hand combat with me every day, and one day he took the courage to challenge me when I was practicing hand combat with the squad leader. To my surprise, he countered all my attack moves with ease and dexterity.

Then, with lightning speed, he closed in behind me and locked my body. I attempted to unlock his grip, but all my efforts failed. Suddenly, he loosened up his locking position and allowed me to regain the upper hand with an elementary counter move. Soldiers clapped their hands to congratulate me, unaware of my embarrassment while I was standing in front of a true martial arts master. I bowed to him and considered him my teacher in martial arts. While the soldiers were startled by my deference toward him, he modestly requested to become a member of the recon squad. From that moment on, he became a longrange scout and the hand combat instructor of the recon squad. He used to put a ginger candy into my hand whenever I joined the recon squad in night ambush outings. The taste of mild sugar flavor mixed with hot ginger flavor kept my mind alert while waiting for the enemy to show up.

Each such time, I heard the chucklings of the longrange scouts lying nearby me; they spread the rumor that Tan tried to bribe me with ginger candies to make me accompany the recon squad. In reality, Tan did the same favor to them when he saw they too were tired or bickering with one another. From that moment on he got the nickname of the "candy long range scout". The word "keo" in Vietnamese means "stingy", and it suited him because he did not drink or gamble and was very stingy in his personal expenses. His wife always received in full all of his paychecks, except when he needed to buy ginger to mix with sugar that was part of his monthly ration.

I retain an unforgettable anecdote when the recon company operated in Tan Thanh Dong belonging to Binh Duong Sector. One evening, he asked me if I wanted to catch a VC fundraising operator that night or not. I was surprised and asked him about this intelligence information. I learned that he had set up an intelligence network among the local people three weeks after we started to operate in this area. Not convinced, I nevertheless decided to accompany the intelligence squad. Tan led the squad and I followed his footsteps in the night. The intelligence squad crawled through the door of a house with lights still on. I saw the fundraising operator sitting comfortably at a desk, counting the money. I plunged in to catch him alive, when I heard a burst of bullets rushing by me toward the direction of the kitchen. I realized that it was the quick thinking minded Dai Viet member, private Tan, who had saved my life when I saw two enemies' corpses with two automatic rifles lying on the floor. He was promoted to corporal in this raid.

On May 8, 1965, 1/8th Battalion was attached to 9th Regiment in operation Loi Phong in the VC stronghold of An Nhon Tay. The entire 9th Regiment and 1/8th Battalion fell into the enemy's ambush by 1:00 p.m. Both units fought valiantly and repulsed several assaults until ammunition ran out; however, there were no artillery and air supports for three hours. Finally, the regimental commander had to order his troops to withdraw to the nearby empty rice paddies in order to maneuver toward Cu Chi district of Hau Nghia province. 1/8th Battalion covered the rear and 2nd Company covered 1/8th Battalion's rear in this troop retreat without air and artillery supports. The enemy knew our intention to withdraw and kept on assaulting 1/8th Battalion and fired heavily at the combatants of the battalions of 9th Regiment who were running uncovered in the rice paddies. I witnessed hundreds soldiers with yellow scarves around the neck gunned down all over the rice paddies, then those with red scarves around the neck of the two companies and the HHC of Captain Cua in the hundreds while 2nd Company was repulsing two enemy's assaults to cover Captain Cua's retreat. I witnessed Tan killing many enemies with bayonet and bare hands in the last close combat, before the company attempted to catch up with 1/8th Bn HHC because Captain Cua lost control of his two companies that were running ahead of him. When the recon squad pierced enemy's encirclement line to escape to the open rice paddies, nobody had munitions left to lend cover fire for the rear troops, Tan had the initiative to crawl to a machine gun of a yellowscarfed gunner dead long time ago, and used it to fire at the enemy in pursuit of the last units of 2nd Company. At that moment four helicopters appeared unexpectedly and circled above the target to support the last troop units that just broke out of enemy's encirclement and poured out into the open rice paddies. He abandoned the machine gun, which ran out of bullets with its canon still hot red and ran toward the back. He immediately seized a light machine gun from a yellowscarfed soldier KIA and fired directly at about 30 enemies who just emerged from the edge of the forest. I witnessed a multitude of enemies gunned down when he still had two bullet clips in his hands. Suddenly I saw Tan collapse with the light machine gun. I crawled quickly toward him and grabbed his hand right at the moment he exhaled his last breath. I closed his eyelids and let 4 long-range scouts took turn to carry his body along with the company to catch up with Captain Cua who was waiting. The Captain embraced me and we wept together in sorrow for the lost of a beloved soldier KIA. Up in heaven, Corporal Tran Tan no doubt knew that he was the only one among all the soldiers who participated in this operation whose body was carried to Cu Chi district that night, because the 2nd Company and one battalion of the

9th Regiment had to stay behind in order to follow the rescue troops in the task to gathering dead bodies of friendly troops the next day.

Two days later, I visited the families of KIA soldiers at the quarters of soldiers' families in the base camp after I left General Tran Thanh Phong's office. Tan's wife and two children donned in funeral white dresses were mourning next to his coffin in a room covered by incense burning. I knelt in front of him with incense sticks in hands to pay tribute to a talented martial arts master, a patriotic member of Dai Viet party and a valiant combatant of the ARVN. I respectfully handed to Tan's wife his wallet and an envelope containing collection money from members of 2nd Company. She held the wallet to her chest as the last gift he reserved for her, and then she burst into tears, "My love! Why have you departed while we have not yet fulfilled our dreams!? Rest in peace, I will do my best to raise dutifully our children."

I don't know the whereabouts of Tan's wife and his two children; have they grown up to become good citizens? Are they allowed to embrace the party of their liking or have they been indoctrinated with communism? Do they know and are proud that they had a hero of the ARVN as a father? As for me, each year on May 8, I burn incense sticks with a ginger candy to commemorate the one who had saved my life, a martial arts master and a fearless combatant of the ARVN.

COLONEL NGUYEN VAN CUA

I had the honor of knowing Colonel Nguyen Van Cua when he became 1/8th Battalion Commander with the rank of captain. He demonstrated the gallantry of an elder classmate when he came to my defense appearing before an authoritarian division commander. When troops of 2nd Company just jumped out of trucks in the 5th Infantry Division's parking lot on May 10, Captain Cua and two company commanders in impeccable uniforms signaled me to follow them to report to the division commander. Upon entering the office I noticed immediately that the pair of two barn owl like eyes of Brigadier General Tran Thanh Phong were staring at my dirty and blood stained outfits. He suddenly banged the desk in anger, "What type of officer dresses like a beggar!" I was still affected by the heroic deaths of Tan and combatants of my company, and went for broke, criticizing the division commander for delaying air and artillery supports and munitions supplies as well for his absence on the battlefield. He tore the dossier that contained an award proposition to the 1/8th Battalion, and then rang the bell to call in the military policemen to imprison me. Captain Cua calmly stood up and requested to be imprisoned with me, and then the two company leaders also requested the same treatment as the battalion commander. When Captain Hoang, Class 15/VNMA, let in two military policemen, Captain Cua had just finished recounting the battle occurring at An Nhon Tay. General Phong dismissed the two MPs then apologized for his out of line tantrum.

A few days later, Captain Cua came to have dinner with me and slept over with the 2nd Company. That night, he confided in me his patriotic ideal, his revulsion of the massacre of patriots who fought against the French and the communist inhumane killing of Cao Dai's and Hoa Hao's religious leaders because they did not embrace communism; he foresaw the threat of communism and decided to join the army to fight against the communists, then the French, in order to regain independence for Vietnam.

Around two weeks later, 2nd Company got the chance to revenge the deaths of Tan and other combatants of 2nd Company in the battle of An Nhon Tay. In the road clearing operation along QL 13 from Bung Cau to Ben Cat of Binh Duong province, the entire 1/8th Battalion minus 2nd Company fell into the ambush of an enemy's battalion. 3rd Company was ambushed south of Ben Cat and suffered heavy loss, and was forced to withdraw to Command Post/8th Regiment at SubSector Ben Cat. 1/8th Battalion Command unit and 1st Company were ambushed and encircled at Bung Dia. Captain Cua and 1st Company fought back valiantly, and pushed back three enemy assaults, while giving order to 2nd Company in operation at Bung Cau to rush back to rescue the battalion. General Phong flew above the battlefield in order to direct in person the counterattack and resistance of 1/8th Battalion.

Troops' morale was high because of the division commander's presence; 2nd Company regrouped to attack enemy's rear from the south in order to pierce through the enemy's battalion command defensive line, forcing the enemy troops to scatter in panic. When General Phong landed his helicopter down to inspect enemy's casualties and captured weapons, he witnessed

Captain Cua and the1st Company leader still holding grenades in their hands ready to fight to the end with the enemy. He recommended battlefield promotions to Captain Cua and the two company's leaders. The day he was promoted, Captain was saddened because the names of the two company's commanders were not listed on the promotion document. He consoled me by intervening with the division commander to let me attend the Class 7 of Battalion Commander in Dalat, in order to become the 1/9th Battalion Executive Officer to a new Battalion Commander, Captain Nguyen Van Vy, auguring a three year downfall phase in my military career.

When I received the transfer order to assume the 1/9th Battalion Executive Officer, Major Cua invited me to have dinner at his residence, in order to inquire the reason I ordered a Chinese civilian not to cater Vietnamese prostitutes to the American GIs at Lai Khe. I merely responded because it was a matter of national pride. He derided me because of my narrow mind and discriminatory attitude, and then he tried to investigate who had given me the order that was not in line with the TO&E (Table of Organization and Equipment). I was put in a dilemma, because of the two opposite directions taken by two of my superiors; nevertheless, I did not want Captain Vy to assume the responsibility of the order he had given me because I had promised before executing this out of TO&E mission; that was why I did not reveal the truth to Captain Cua, and accepted full consequence of my foolish action. Later on, I came to know that my new commander was also a competent general: he had infused new life to 5th Division by appointing many young officers of the VNMA into leadership positions, such as LTC Chau Minh Kien, an ARVN hero and an exceptional battalion commander of Class 19/VNMA, as 1/8th Battalion Commander, Captain Thieu of Class 19/VNMA as 4/8th Battalion Commander, Captain Nguyen Ky Suong as 2/8th Battalion Commander, Captain Le Sy Hung as 5th Recon Company Leader; furthermore, my new commander gallantly approved my transfer to VNMA as I wished in the beginning of 1969, and he also approved my advanced training in the United States prior to my VNMA's transfer. It was LTC Cua who made the recommendation to General Hieu to commute my transfer order to VNMA upon my return from abroad to assume the position of 1/8th Battalion Commander in the end of 1969.

Each time I visited him when he was Binh Duong Province Chief, he expressed concerns about the life and security of the population, which reminded me of Aspirant Lieutenant Bui Thuong, the heroic longrange scout some few years ago. Because of his love toward the population, he was kept at the province chief position for more than 5 years until the fall of the country, although he had requested to command a combat unit several times. In the beginning of April 1975, he reiterated to me on the international long distance telephone line that he would stay to fight with the combatants, and would not flee the country. He kept his promise and died in the communist prison, as a classmate of mine, Nguyen Van Hiep, told me.

BRIGADIER GENERAL TRAN THANH PHONG

When Captain Cua and the three Company's commanders just came out of Brigadier General Tran Thanh Phong's office, Captain Hoang, Class 15/VNMA, pulled me aside and whispered to me, "The Commander is understanding, don't you dare be insolent or troublesome!" I retorted, "Didn't you teach me to talk frankly!" He threw a condescending look at me, "OK, let me apologize to the Commander since I have taught you to behave that way." I don't know how Hoang had persuaded General Phong, but from that moment on I noticed that the General changed his leadership style entirely, from haughty to friendly, from commanding a battle from his office to shouldering the combatants on the battlefield fearlessly. It was unfortunate that he left the 5th Division too soon and did not get the chance to make use of his talents after his metamorphic change.

BRIGADIER GENERAL LE NGUYEN VY

Brigade General Le Nguyen Vy was the person who sympathized with my downfall when he was still 9th Regiment Commander. Whenever he visited the battalion, he did not fail to mention to me that my transfer from one battalion to another was beyond his authority.

Oftentimes, at lighter moment, he advised me to seek an audience with the "Authority" to present the truth because Captain Nguyen Van Vy, my former 1/8th Battalion Commander, had just left the army. Seeing that he could not convince me after three years, he counseled me go to the United States for further training and to request to be transferred to the VNMA where I would be of better service. Meanwhile, he assigned me to the regimental command unit to spend time playing chess with him and listening to his military career stories. The reason he joined the military was similar to Captain Cua's; however, he had a wider strategic vision than Captain Cua, in that he was concerned that the antiwar movements in the United States would strongly affect the American policy in the future; he tried to find a strategy of "SelfSufficiency" for the ARVN in case the Americans gave up Vietnam. The twomonth period living with him allowed me to know him to be a devoted patriot with a fanatic anti communist stance.

When I returned to my country, I learned the news that the order of my transfer to the VNMA had been canceled. I realized at this moment that my destiny was still attached to the 5th Infantry Division. When he met me, he told me the good news that the curse cast on me all these years had been dispelled by a visionary and charismatic leader, Major General Nguyen Van Hieu. While awaiting my assignment to 1/8th Battalion, I again listened to his passionate discourses on the topic of selfsufficiency although he had not found how to implement it.

Neither was he satisfied with my understanding of the antiwar movement in the United States, which made him decide to travel to the United States to get further training as a means to get a better understanding of this issue. A few days prior to my return to 1/8th Battalion, he proudly recounted the outstanding military exploits of 1/8th Battalion under the command of LTC Chau Minh Kien, Class 19/VNMA, then his sorrow when he witnessed the deterioration and defeat of the battalion in the Iron Triangle area after LTC Kien's death in action. He was also ashamed in finding out that the accomplishment of 1/8th Battalion was pale in comparison to an American battalion's in the Dong Tien program after the death of LTC Kien; he then told me this was the opportunity to know what it means by national disgrace if 1/8th Battalion performs worse than an ally unit.

One month later, he was elated in seeing that the achievements of 1/8th Battalion were 4 times more better than an ally battalion (see Assessment of 5th Infantry Division). He liked the most the "Insert, Move, Mine, Assault, Extract" tactic used in the Iron Triangle. Before saying goodbye to 1/8th Battalion, he was proud and happy like a kid when he witnessed the Platoon

Leader of the Recon Platoon/1/8th Bn training his recon platoon and the American's in the use of this new tactic; in particular how to transform a manually controlled Claymore into an automatic mine, or an artillery shell into an automatic or a controlled mine.

In the beginning of 1974, he phoned to inquire about my well-being and to ask if I wanted to return to 5th Division or not. I honestly let him know that I had been ordered by General Tho to prepare myself to go to the United States for advanced training. In the middle of April 1974, he sent an emissary to An Dong Officers Club to tell me to come to see him before my departure to the United States. He was at that time a Colonel and a Division Commander. He appeared older and more majestic than four years before, but he was still enthusiastic and energetic as before. He asked why I had to go to training during the current critical situation of the country. I honestly presented to him that my new plan of action was to fight against the antiwar movement and the leftwing news media, and also my intention to submit my request for military discharge while I was studying abroad. He hastily took out a small notebook to transcribe names and addresses of a few students studying abroad and of Americans that he had tried to rally to his cause during the oneyear he was studying abroad and gave them to me. I asked his opinion about the Paris Agreement. He reiterated his predictions he formulated when he played chess with me in 1969, however he stated that he would fight to the end with his soldiers. Finally, he advised me to visit General Hieu before I went abroad. Sensing my hesitation to go to Bien Hoa, he told me to go outside to chat with Suong, Class 16/VNMA and wait for him. After about 15 minutes, he called me in and let me know that General Hieu would have lunch at noon in the An Dong Officers Club the following week and he wished to meet me there. I stood up and solemnly saluted a "Samurai" warrior of the 20th century.

MAJOR GENERAL LAM QUANG THO AND HIS GENERAL STAFF

A month of working at the Organization Bureau of the VNMA had made me aware of the complexities and difficulties of a general staff officer. In the past, VC sappers had infiltrated and attacked twice the VNMA, they even penetrated deeply and opened fire in the office of the VNMA commandant. Following two attacks, they assassinated the cadet military affairs director, an honest and model colonel, while he was asleep in his bedroom at the Cadets' Regiment. The new Table of Organization & Equipment (TO&E) that my two predecessors, Organization Bureau Chiefs, had prepared, was still not approved by the JGS after several submissions... Nevertheless, that did not prevent me from performing smoothly my task of a general staff officer with Major General Lam Quang Tho until an incident occurred on the graduation day of Class 25 in the end of 1972. After that incident, I lived under constant pressure when I had to perform tasks that were not defined in the TO&E pertaining to an organization bureau chief assigned by General Tho, beyond the normal tasks of a general staff officer.

According to TO&E, the Organization Bureau was tasked to organize operations, to train cadets in general staff, to secure the defense of the facilities and to organize the graduation of the cadets. On the Graduation Day of Class 25/VNMA, General Cao Van Vien's attaché conveyed a wrong departure time to the General. Therefore, the General took his time eating breakfast, while General Tran Thien Khiem, the presiding VIP of the Graduation Ceremony, had departed on time as planned. When I discovered the gaff, there wasn't sufficient time to report it to General Tho, so I took it upon myself to give order to General Khiem's attaché to have the car stop at Ho Xuan Huong for sightseeing, then I gave order to General Vien's attaché to urge the General to skip his breakfast and to hurry up to arrive at the ceremony stand before General Khiem. General Tho was standing 10 meters nearby and saw troops of the Prime Minister's Security team pointing their weapons at me while I calmly gave out the order in the name of General Tho without seeking prior approval of General Tho. Today, I seize this opportunity to apologize to both of you, General Khiem and General Vien, and appreciate your magnanimity in not reprimanding me for causing inconvenience to both of you in the graduation ceremony of Class 25/VNMA in 1972. In particular General Vien had approved my promotion to the rank of Lieutenant Colonel and had selected me for attending advanced training in the United States in 1974. Despite the fact I did not act as dictated by general staff's principle, the ceremony was a success and General Tho submitted the request for my promotion to the rank of Lieutenant Colonel. He then went on instruct me to perform many other tasks that were out of line in terms of general staff's principle from that day until the day I went to the United States to attend my advanced training in 1974.

During the time I served a combat unit at company and battalion levels, I was not at all aware of the power held by MACV in Saigon; however, I came to know it when I assumed the task of preparing the draft of a new TO&E for VNMA. Just like my two predecessors at the helm of the Organization Bureau, the new TO&E draft was still rejected by the JGS two more times. Out of desperation I sought advice with General Tho who taught me the right way to proceed. I was told to bypass the military hierarchical ladder and to contact directly with MACV in Saigon. And that was it! The new TO&E was approved; general staff officers as well as other cadres would benefit from the same promotion criteria as those in combat units. General Tho valued the dedication of officers serving at the academy and was very pleased with this new TO&E because it allowed him to submit promotion requests for officers of the general staff, the instruction staff and cadres in the Cadets' Regiment.

To counter internal enemy cells, General Tho ordered me to devise a counterattack plan, totally different from the official defensive plan issued to commanders of key positions, to be submitted solely to him for review. He cautioned me that this secret plan should be known only to him and me, and told me, when circumstances required such as his absence during the enemy attack … I would execute this secret plan in his name. This out of line order panicked me and I made the suggestion to disseminate it also to the Chief of Staff to avoid my career being shortchanged as when I was with 1/8th Battalion. He revealed to me other incredible information about my Chief of Staff: he had been under military security's monitoring quite a long time; therefore he could not be entrusted with the lives of cadets. It made me more insecure having to work with a Chief of Staff under investigation; I asked General Tho why the military security didn't just catch him. He told me that this was how the professional counterintelligence people operated. Besides, this was the beauty of a free and democratic system, entirely different with the "Rather make mistakes in killing than overlook a target" policy of the Communists; they kill the persons they have suspicion while we only condemn somebody when we have evidences in our hands.

A few weeks later, he engaged me in another game that was not within the role of the Organization Bureau as defined by the TO&E. He instructed me to organize in secrecy the intelligence network involving the civilian population in the areas of Ap Thai Phien and Khu Chi Lang. I immediately tried to avoid performing that task under the pretext that I had never undergone training in intelligence; and I also respectfully made him know of my repulsion toward the spying game or the use of back door alleys. He simply rebutted me by saying, "Well, aren't we part of the Military Academy!"

I did not like at all bypassing my chief of staff in performing my job because I knew it would create friction between the two of us, which would then affect negatively my subordinates; for that reason, I did not use them in these out of line tasks. General Tho's ordering directly the General Administration Bureau/VNMA to submit a request only for my promotion after the Class 25's graduation was the starting point for the rocking waves between the chief of staff and me, because my CofStaff suspected that I had bypassed him in soliciting directly General Tho. Three months later, I was promoted ad hoc LTC in a normal yearly promotion, which increased my Cof Staff's suspicion. Auguring the crashes was the CofStaff's refusal to submit the special promotion request for two officers who headed two sections in my Bureau, and Meritorious Certificates after the graduation ceremony, while many officers who headed sections in other bureaus were awarded with Meritorious Certificates. The CofStaff took over my office, and moved my office around from one location to another about three or four times. He gave order to the Officer, Head of Defense and Security Section of the Organization Bureau, to accompany cadets on mission in Central Vietnam, despite the fact I had advised him that the Officer, Head of Defense and Security Section, did not have to go with the cadets and it did not correspond to his function as defined in the TO&E of the Organization Bureau a tactical operation officer and an instructor of general staff to cadets. The CofStaff created internal disturbance in the Organization Bureau by inciting the officer in charge of operations in the Tactical Operation Center to disobey my order. One night, I came to the TOC to inspect ambush positions of the LongRange Recon Squad. I was surprised to find out that one key ambush position to intercept the enemy's communication line at Thai Phien hamlet had been ordered by the CofStaff to be moved to another position, which was tactically unsound. I seized this opportunity to test the CofStaff by telling the officer in charge of operations to have the ambush team revert to its original position. He refused to obey my order, and called the CofStaff to report my order and awaited new order from the CofStaff. The CofStaff ordered him to execute my order. As for the security clearance issue of my CofStaff and the cadet safety matter, I determined it was about time to voice my disagreement to the CGS for only one issue, his infringement with general staff principle– the TOC was under direct control of the Organization Bureau– I disciplined the Officer in charge of operations with a 15-day internment for disobeying the immediatesuperior and for bypassing military hierarchical protocol, with the intention to test the CofStaff's reaction. He was clever in agreeing with me and in not interfering any more with the Organization Bureau; nevertheless, the relationship between the CofStaff and me became tense since that moment.

I started to get tired of this cat and mouse situation and resorted to study mathematics to ease off the tension of my mind. General Tho sympathized with my predicament and advised me to study journalism and he then would nominate me for training in the United States. I followed his advice and registered to take the second year of journalism at Van Hanh University in Saigon. A classmate of Class 17/VNMA helped me in getting course lessons from Saigon, and I was able to study and passed the course without difficulty. Early 1974, General Tho let me know that I was approved to attend the CGS in the United States. It was during that period that I came to know the personality and competence of General Tho. He complained about the deterioration in the quality of meals served to the cadets due to inflation, although he had set up a strict monitoring system of thefts. He felt confident in the area of defense because he just learned of the imminent military discharge of the CofStaff for reasons of personal security; and he had the civilian intelligence under control. He understood the need for psychological warfare against news media and the enemy's propaganda in the United States … His convincing arguments had helped me in transforming from a rigid professional soldier to a flexible loner venturing in a far away country. In February 1975, General Tho sent me the news I would be honorably discharge from the army as my wish in order to pursue my new path in life.

After 1975, I learned that my CofStaff was a spy for COSVN, which made me admire more General Tho; and I stopped regretting performing those tasks not in line with general staff's principle while I served under such a competent general.

MAJOR GENERAL NGUYEN VAN HIEU

Major General Nguyen Van Hieu was the person who had provided me with the chance to getting out of my destitute condition during my period of downfall and for me into a period full of challenges and adventures which fulfilled the dream of a soldier. He had appointed me to my position without any personal gains and solely based on my military records and the recommendations of Colonels Nguyen Van Cua and Le Nguyen Vy. He had saved my life, without being aware of it, when he flew his C&C helicopter above my head in a rapid counterattack against a sapper squad of a VC battalion, which planned to attack the 5th Infantry Division HQ in Lai Khe in early 1970. He had demonstrated his sense of responsibility, courage, shrewdness and competence of a field commander defending the frontier, when he shouldered the combatants of 8th Task Force in the 1971 Snoul Operation. Furthermore, he was an honest and virtuous general, with a clear vision of the political and strategic behindthescenes in the national and international stages. He was indeed a visionary and charismatic leader of the Republic of Vietnam that Vietnam had lacked for more than a century; however, opportunity presented itself too late to allow him to deploy his talents. In late 1972, he had demonstrated to me his anticommunist patriotism and shared with me his predictions pertaining to the new policy adopted by the United States after the visit to Red China by Nixon.

Just one hour eating lunch with him at the An Dong Officers' Club in late April 1974, I knew he was an outstanding international strategist, besides his outstanding intellectual and military talents. He understood clearly the danger of losing the country after the Paris Agreement, the antiwar movement in the United States, the Watergate scandal of President

Nixon and the law limiting the war power of the United States President. Nevertheless, he remained steadfast with policies of "Drinking to the Last Drop", "Finishing the Job Despite Allies' Dropout", "Fighting Tooth and Nail Against the Enemy"... He had a ready plan for "Delaying Tactical War" with a diplomatic line of action in the international arena; however, "Man Proposes and God Disposes", and conditions did not allow him to save the match move against the Republic of Vietnam.

When I accompanied him to the parking lot, I came to realize that a new mission which was not in line with the TO&E was awaiting me when General Hieu revealed to me the letter President Nixon had sent to President Thieu in which he promised with Thieu the United States would intervene in the Vietnam War if the VC transgressed seriously the agreement. I respectfully saluted the visionary and charismatic leader, a "Samurai" warrior of the 20th Century.

In July 1975, I released a sounding balloon about the letter of promise although I failed to find a copy after almost living a year in the United States. However, my action got me an introduction letter from the White House to meet with the Delegate of VC Observer in the United Nations in New York. After a threehour presentation of General Hieu's will in a tiny room near the rooftop of a skyscraper, I went home with hope about the outcome final phase of the war. However I had failed when I learned that military and civilian cadres of South Vietnam continued to be imprisoned and when I learned about the mysterious death of Dinh Ba Thi, the person who had listened to my sincere presentation, I knew right away that Le Duan and the Communist Party had discarded the patriot will of General Hieu. Then the changing events in history had shown me the damaging consequences of the country when Le Duan rejected General Hieu's will: the VietnameseChinese War, the relinquishing of in land and sea land territories to Red China, the imbalance in the international strategy for Vietnam nowadays...

THOUGHTS OF AN ARVN SOLDIER

The Vietnam War has its origin way back in the 18th century, when Nguyen Anh sought help from the army of a foreign country in defeating a national hero, King Quang Trung.

Following were the waves of colonialism, of economical and cultural expansionism that European countries imposed on Asian underdeveloped countries, then the "Containment Doctrine" carried out by the United States in Southeast Asia. Challenged by these enormous pressures, some countries were able to withstand and preserve their independence and traditional culture such as Thailand, while Vietnam was devastated, colonized and destroyed. History shows that the foreign policy and the character of Thailand had helped avoid the strategic chess game of foreign powers, while the wrong foreign policy adopted by the Kings of the Nguyen Dynasty and the character of the Vietnamese had contributed in placing Vietnam on the orbits designed by chess players from foreign countries. This is an important topic for ethnologists in exploring the differences between the people from Thailand and from Vietnam, in order to facilitate the necessary transformation of the Vietnamese character in its attempt to end the ideologically civil Vietnam War, which is reaching its final stage.

I grew up and then became a soldier of the ARVN; and therefore I only write from the perspective of a tiny pawn on the international chessboard dominated by chess players of foreign countries. As a consequence of the sudden withdrawal of one of the chess players — The United States — the ARVN had failed in defending the people of the South who cherish freedom and democracy. Nevertheless, the ARVN was an army with a just cause and its own pride. The ARVN soldiers had a clear understanding of their role in the fight against the Communists in order to defend the freedom of South Vietnam. On the other hand, the Communist Party was successful in deceiving the NVA soldiers into fighting for atheist communism, which is against their own traditional beliefs and their own ways of life. The ARVN soldiers like the government of the RVN had no other choice in receiving allies' aid, but they categorically refused to become any foreign countries' slaves. The North Vietnamese Communists, on the contrary, while also forced to seek aid from the Communist Bloc, agreed to become its slaves, like in the cases of land reform in the North, of 1975 invasion of the South under Russian pressure...The ARVN was also unfortunate in the lack of national leadership, while the North Communists got a cunning and cruel leader, Ho Chi Minh, and hid their undertaking under the label of fighting against the French and then the Americans to defend the country. The ARVN and the RVN government demonstrated humanitarian concern in carrying out a bloodless land reform, as well as magnanimity toward the Communists in implementing the openarm and humanitarian prisoner policy, while the Communists treated with cruelty and without consideration of human rights the South Vietnamese combatants when they agreed to lay down their weapons in order to avoid an unnecessary bloodshed in a fight that had reached its final stage. History's timeline has shown that the North Vietnamese Communists committed widespread missteps: the secret agreement with the Chinese Communists of ceding in land and sea land territories, the corruption and discord amidst Communist rank and file, and the poverty and the chaos in the Vietnam society. It also has shown the shameful transgression of the North Vietnamese Communists before the scrutiny of the opinion and the history of the Vietnam War. Today, the despicable conduct of a few overseas Vietnamese when they returned to their country, the overzealous anticommunist outburst of a few Vietnamese residents abroad, the machiavellian machinations of some individuals, or the subservient bargaining with foreign superpowers, all these are consequences of the wrong, mischievous and petty policy of the North Vietnamese Communists.

A conflict can only be resolved peacefully and permanently with both sides jointly building up the country when they have mutual respect and mutual compassion. The North Vietnamese Communists are having the upper hand at the present time. Therefore it's their responsibility to put an end the ideologically civil conflict—democracy and communism.

This requires that they have the courage and patriotism to put away their current unstable and legally unfounded powers. Such is the condition of Vietnam, which wants to escape the dominance of the two foreign chess players who are now commencing a new game in our beloved Vietnam. Let's wait and see!

Tran Van Thuong 19 June 2006
generalhieu.com